60分でわかる!

THE BEGINNER'S GUIDE TO DEMENTIA

# 認知症対策

ファンメディケーション株式会社 著

ふくろうクリニック等々力 理事長・院長 山口 潔

ふくろうクリニック等々力 臨床心理士・公認心理師 内山 愛子

えなぽん社会福祉士事務所 社会福祉士 河合 唱 監修

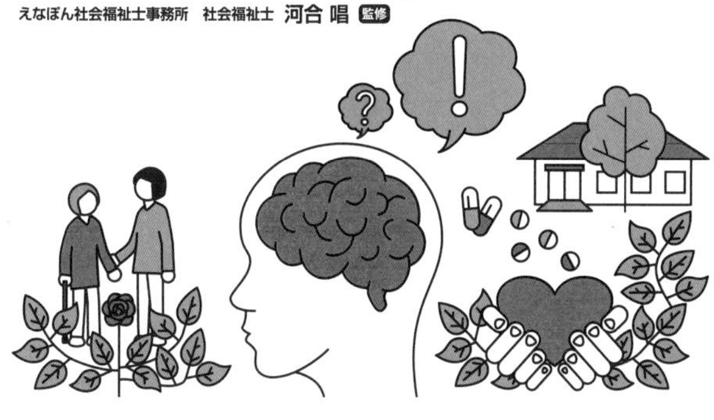


技術評論社

# Contents

Part 4 生活で変える！

## 認知症の予防、症状の軽減



Part 5 社会保障を徹底活用！

## 家族を救う制度とお金

THE BEGINNER'S GUIDE TO DEMENTIA

# Part 1

高齢者の5人に1人!?

# 認知症について知ろう

# 認知症って どんな病気?

## 生活に支障をきたす状態が認知症

認知症とは**病気の名前ではなく、「頭痛」や「腰痛」のような症状を表す言葉です**。正式な病名は「アルツハイマー型認知症」「血管性認知症」など、原因となる病気に応じて区別されて呼ばれます。

年を取れば誰でもある程度はもの忘れをします。あまりにもの忘れが続くと「認知症かも?」と疑うかもしれませんが、認知症とただのもの忘れには大きな違いがあります。それは**「忘れた」こと自体を本人が自覚できているか**どうか、それにより**生活に支障が出ているか**どうかという点です。これが認知症の診断基準になります。

認知症の原因となる病気は、「アルツハイマー型認知症」「血管性認知症」「レビー小体型認知症」など、**すべて数えると70種類以上**にもなることがわかっています。

このような疾患にかかり、症状が多少現れていても生活に支障がない限り認知症とは診断されません。認知症とは「**後天的な脳の障害により一度獲得した知的機能が自立した日常生活が困難になるほど持続的に衰退した状態**」と定義されています。

つまり認知症とは「記憶」「注意」「判断」「言語」など脳の知的機能が、疾患や外傷、器質的な障害により低下し、それにより生活に支障をきたす状態を指します。

将来、ほとんどの人がかかると考えてよい認知症。もしも症状がみられる場合は、病院で診断を受け、何が原因で起こっているのか特定することが、今後の治療や介護に役立ってきます。

## 認知症の原因となるおもな病気（疾患）

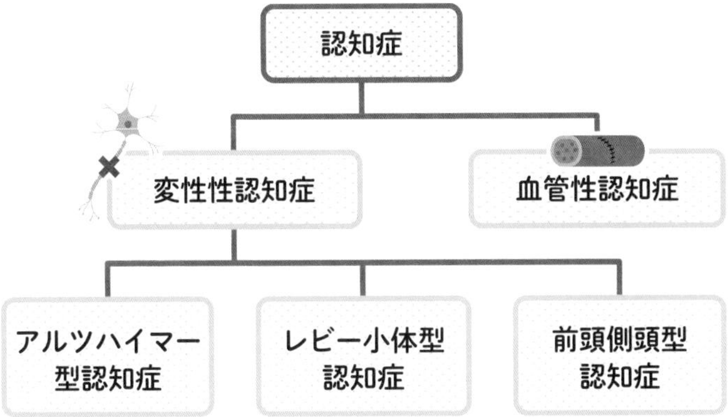


認知症を引き起こす病気にはさまざまなものがありますが、大きく分けて脳の老化によって起こる「変性性認知症」と脳血管の障害で起こる「血管性認知症」に分けられます。

「病気が見えるVol.7 脳・神経」（メディックメディア）P.336をもとに改変

## 認知症の定義

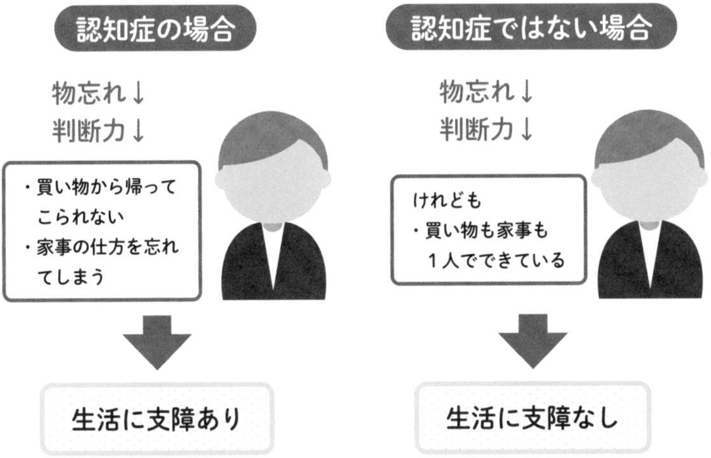


認知症は一般的に「物忘れや判断力の低下により生活に支障が出た状態」といわれています。物忘れが多くても生活に支障なく過ごせている場合は認知症ではありません。

# 600万人を超えた日本の認知症の現状

## 誰もが認知症になる可能性が

2009～2012年に行われた厚生労働省の全国調査の結果では、**2012年における認知症の人の数は推計462万人**で、65歳以上の高齢者の約7人に1人の割合でした。軽度認知障害（MCI）の人は400万人で、合わせると高齢者の約4人に1人が認知症またはその予備軍でした。

その後、2015年に最新の認知症有病率を推算する研究が行われました。九州大学の二宮利治教授らが、同じ地域の全住人に1985年から継続されている調査を詳細に分析して、数学モデルを作成しました。これを2012年の全国データにあてはめた結果、2020年には602万～631万人、2025年には675万～730万人になると推算されました。つまり、**2020年時点で認知症の人は600万人を超えている**と思われます。**2025年には高齢者の5人に1人の割合**となります。

年齢別にみると、80歳以上になると約5人に1人、**85歳以上になると男性の約3人に1人、女性の約半分が認知症**です。男性より平均寿命が長い女性は、90歳以上で約7割が認知症となります。

認知症の人の数が急増したのは、平均寿命が長くなったことが密接に関係しています。1970年代以前に認知症を発症する人が少なかったのは、平均寿命が60～70歳代だったため、ほとんどの人が認知症を発症する前にほかの病気で亡くなっていたからです。

日本は今後も平均寿命が延びると考えられ、高齢者の割合も増加する傾向にあります。認知症有病者の増加は避けられません。どんなに健康に気をつけて長生きしていても、**平均寿命に近い年齢になってくれば認知症は誰にでも起こりうる**ものなのです。

## ▶ 認知症の動向



### 日本における認知症の将来推計

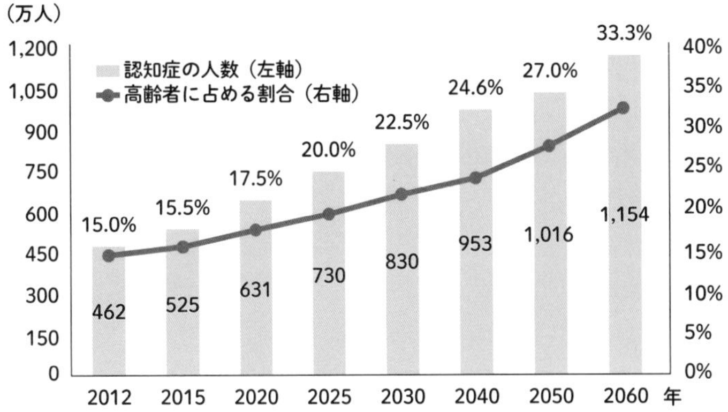


出典:「日本における認知症の高齢者人口の将来推計に関する研究」推計には、2012年以降の各年齢層の認知症有病率が一定と仮定した場合と、糖尿病有病率の増加に伴い上昇すると仮定した場合の2種類があり、グラフの数値は後者

**高齢者が増えるほど、認知症の人の人数も増加。2040年には高齢者の4人に1人が、2060年には3人に1人が認知症となると予想されています。**

### 年齢階級別の認知症有病率

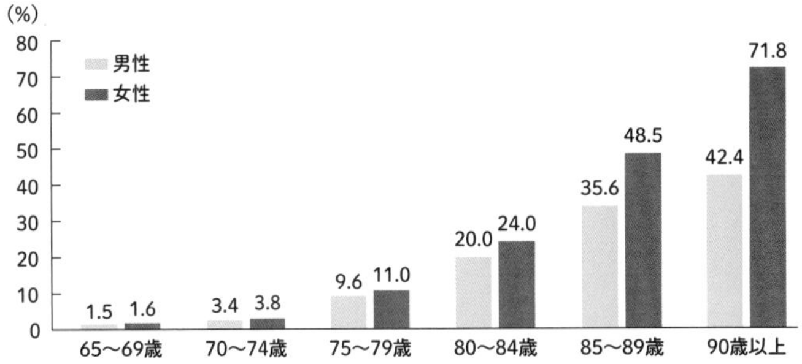


出典:厚生労働省「認知症施策の総合的な推進について」
※「健康長寿社会の実現を目指した大規模認知症コホート研究」において、悉皆調査を行った福岡県久山町、石川県中島町、愛媛県中山町における認知症有病率調査結果(解析対象5,073人)

**80歳を超えると約5人に1人が認知症を発症。85歳以上の女性では約5割の人が認知症を発症しており、誰でもなる可能性があります。**

# 認知症をめぐる さまざまな歴史

## 「痴呆症」から「認知症」へ

認知症の歴史をひも解いてみると、認知症そのものの症状については18世紀フランスの医師フィリップ・ピネルが詳細に記載していることがわかっています。

日本では明治時代に東京大学精神科教授だった**呉秀三によってdementia, Demenzの訳語として「痴呆（症）」が使われるようになりました。**

「痴呆（症）」の名称が多くの一般市民に使われるようになったのは大正時代頃からです。昭和に入ると「痴呆（症）」の名称は、文学作品にも登場するようになりました。安岡章太郎の小説「海辺の光景」には“老耄性痴呆症”を患った主人公の母親が登場します。ここでは“老耄性痴呆症”を「脳細胞だけが老衰」すると記されており、詳細な症状まで書かれています。

その後、昭和から平成に入り、認知症の人の数が増加すると同時に「認知症」の名称変更についてさまざまな議論が繰り返されるようになります。

そして**2004年、ついに「認知症」へと名称が変わります。**「痴呆」から「認知症」へ名称変更になった経緯は厚生労働省によると、1）侮蔑感を感じさせる表現であること、2）痴呆の実態を正確に表していないこと、3）早期発見・早期診断などの取り組みの支障になること、が指摘されたことによります。

今後も「認知症」という名称は**疾患の解明や研究が進むことで変化していく可能性**があります。

## 日本における「痴呆症」→「認知症」への変遷

日本ではまだ「痴呆症」と呼ばれていた1960年代から認知症の人の急増とともに、法律や政策が打ち出されるようになっていきました。今後も変化が予想されます。

| | |
|---|---|
| 1960年代〜1970年代 | **高齢者向けの病院が各地で増える**<br>63年　老人福祉法制定<br>特別養護老人ホームが開設される<br>このとき認知症の人の入所は対象外とされた |
| 1980年代 | **認知症の人の対策が始まる**<br>80年　「呆け老人をかかえる家族の会（現：認知症の人と家族の会）」が京都で設立<br>82年　老人保健法制定<br>84年　特別養護老人ホームに認知症の人が入所できるようになる<br>86年　厚生省に初の認知症専門部署「痴呆性老人対策推進本部」<br>87年　介護福祉士、社会福祉士が誕生 |
| 1990年代 | **全国にグループホームが広がる**<br>91年　訪問看護ステーションが設置される<br>97年　認知症グループホーム開設 |
| 2000年代 | **介護保険制度スタート**<br>04年　厚労省が「痴呆症」の名称を「認知症」に変更<br>05年　介護保険法の改正で地域包括支援センターが発足 |
| 2010年代 | 15年　団塊世代が75歳以上になる2025年に向けて、厚労省が認知症施策推進総合戦略（新オレンジプラン）策定 |

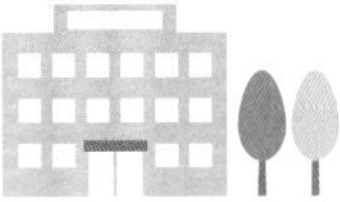

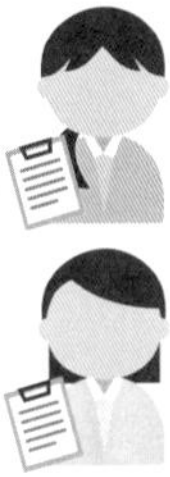

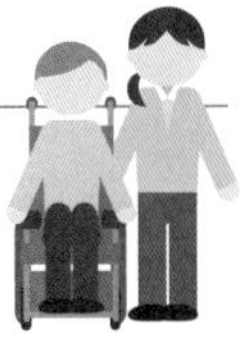

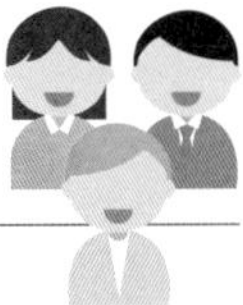

出典：「認知症ということばがどうして使われるようになったのですか？」
http://www.chugaiigaku.jp/upfile/browse/browse1955.pdf

参考：「認知症の人の歴史を学びませんか？」（中央法規出版）
中国新聞「認知症のケアの歴史を知ろう」
https://www.chugoku-np.co.jp/column/article/article.php?comment_id=337774&comment_sub_id=0&category_id=785

# 記憶のどの部分を忘れたかで判断する

## 体験したこと自体を忘れてしまうのが認知症

「最近、もの忘れがひどい……もしかして認知症かしら？」と不安を抱いている人もいるのではないでしょうか。年を取れば誰もがもの忘れしやすくなるものです。しかし**「もの忘れ」と「認知症」では明らかに違いがあります。**

「数カ月前に会った人の名前が思い出せない」「ドラマに出ているタレントの名前が出てこない」というのはただのもの忘れです。たとえば、3カ月前に有名レストランに食事に行って、そのレストランで何を食べたか思い出せない、けれど一緒に食事した人が「あの盛りつけが素敵だったじゃない」とヒントを与えると「ああ、あのメニューね」思い出すのが典型的なもの忘れです。

一方、**認知症はレストランに行ったこと自体をすっかり忘れてしまっていて、食事をしたことを思い出せない状態です。**

もの忘れと認知症の差は、記憶をするときの段階で障害が起きているかによるものです。記憶には、①覚える　②保持する　③引き出すという3段階があります。加齢によるただのもの忘れは③の引き出す機能が低下しますが、記憶は残っているので③の引き出すきっかけがあれば思い出すことができます。

ところが認知症の場合は、①と②の機能も低下するため、記憶自体がなくなってしまい、日常生活に支障が出てきます。このような状態が続くと**家族や周りの人は気づきますが、本人は気づくことができません。**一人暮らしをする高齢者の場合、気づかないうちに認知症になっていたというケースが多くみられます。

## 「もの忘れ」と「認知症」の違い

| | もの忘れ | 認知症 |
|---|---|---|
| 自覚 | もの忘れをしている自覚がある<br>（思い出そうとする） | もの忘れをしている自覚がない |
| 忘れ方 | 体験したことの一部を忘れる<br>（例：何を食べたか忘れる）<br>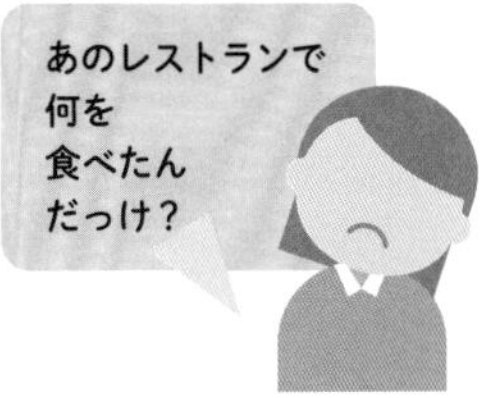あのレストランで<br>何を<br>食べたん<br>だっけ？ | 体験したことの全体を忘れる<br>（例：食事したこと自体を忘れる）<br>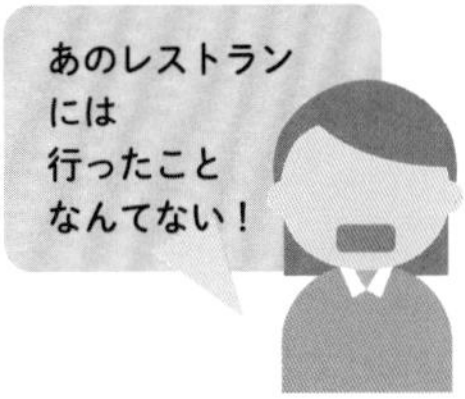あのレストラン<br>には<br>行ったこと<br>なんてない！ |
| 日常生活 | 支障はない | 支障がある |
| 進行 | 悪化しない | 悪化する |
| その他の症状 | なし | ・服を着替えない<br>（判断能力の障害）<br>・段取りできない<br>（遂行機能障害）　など |

認知症の場合、記憶の一部を忘れるのではなく、体験したこと自体を忘れてしまうという特徴があります。その後、「もの忘れ」の頻度が増え、ほかにも表情が乏しくなったり、いつも同じ服を着ているなどの認知症特有の症状がみられるようになります。

## 認知症の条件

❶の中で1つ以上の障害が出ていて、かつ❷のような日常生活動作に援助が必要になると認知症といわれます（「DSM-5」より）。

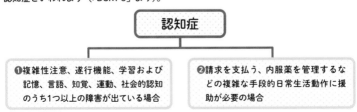

認知症

❶複雑性注意、遂行機能、学習および記憶、言語、知覚、運動、社会的認知のうち1つ以上の障害が出ている場合

❷請求を支払う、内服薬を管理するなどの複雑な手段的日常生活動作に援助が必要の場合

# 認知症に原因はあるの？

## 脳全体の機能が低下することで起こる認知症

人間の脳の中で記憶を司っているのは大脳皮質という部位の奥のほうにある海馬（かいば）という部分です。脳全体を占める海馬の割合は小さくみえますが、見たり、聞いたり、感じたりした情報はすべて海馬とつながっています。

**海馬は年齢とともに機能が低下する特徴があり、年を取るごとに新しいことを覚えにくくなります。**

認知症の中でも大部分を占めるアルツハイマー型認知症では脳のゴミ（アミロイドβ、タウなど）が溜まり、脳全体が萎縮して、特に海馬や側頭葉とよばれる部分は広い範囲で萎縮します。新しいことを忘れてしまったり、覚えられなくなったり、覚えていた出来事を思い出せなくなるのは、この海馬の働きが低下することによるものです。

また海馬を含めた脳は神経細胞を働かせることにより情報を伝えています。海馬という記憶の倉庫から約1000億個の神経細胞が電線のようにネットワークを張り巡らし、情報を脳の別の場所に届けていますが、この働きが低下します。

このネットワークの情報を送るときに必要となるのがアセチルコリンという脳の中で分泌される物質。アルツハイマー型認知症では、このアセチルコリンが減少します。

このように認知症は、**脳（特に海馬）の萎縮や機能の低下、神経細胞ネットワークの働きの低下、アセチルコリンの減少**など、さまざまな機能が低下することで起こると考えられています。

## 脳の萎縮の仕方で老化脳か認知症脳かがわかる

認知症脳は脳のシワ（脳溝（のうこう））が深く、隙間ができ、シワの間の膨らみ（脳回（のうかい））も萎縮するという特徴があります。脳の重量も健常脳では1000～1500gですが、認知症脳では900～1100g程度になります。

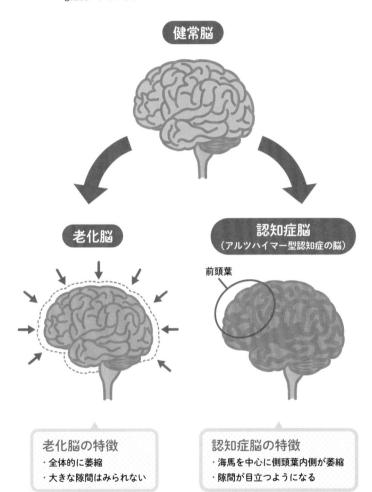

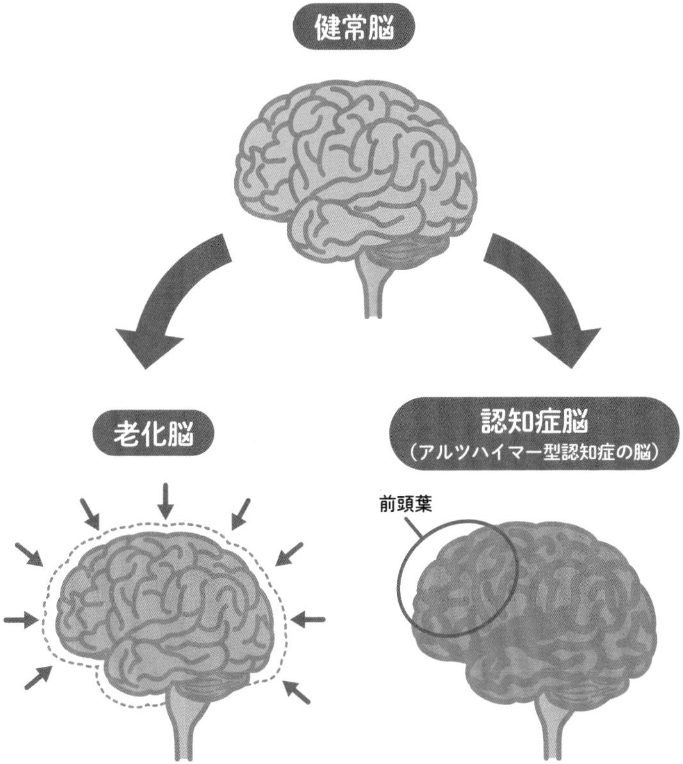


**老化脳の特徴**
- 全体的に萎縮
- 大きな隙間はみられない

**認知症脳の特徴**
- 海馬を中心に側頭葉内側が萎縮
- 隙間が目立つようになる

# 認知症は予防できるの？

## プレクリニカルアルツハイマー病であれば治る可能性も

現時点で**認知症は予防できるとはいえない病気です**。600万人以上の認知症の人がいて、毎年増え続けているにもかかわらず、根本的な治療法がみつかっていない病気はほかにありません。ここ数十年、認知症の薬を開発するための研究は世界中で続けられていますが、試行錯誤の繰り返しです。

軽度認知障害（P.48）と呼ばれる認知症予備軍の段階であれば、回復する見込みがあると考えられていますが、最新の研究では**プレクリニカル（臨床前の）アルツハイマー病の段階で生活習慣を改善することが重要**と考えられるようになっています。いまはまだ一般的ではありませんが、今後、期待できる治療法はいくつかあります。

現在、認知症の根本治療として新薬の開発が世界中で行われています。その中には初期のアルツハイマー型認知症や軽度認知障害であれば、進行を抑えられるものが出てくる可能性があります。

さらに発症を予防するための「先制治療」が可能になると、軽度認知障害の前段階であるプレクリニカルアルツハイマー病の人をみつけ出し、脳のゴミ（アミロイドβ）を取り除く治療ができます。

ほかにも**iPS細胞（人工多能性幹細胞）**による研究は認知症の分野でも注目されています。実際に慶應義塾大学医学部では、**アルツハイマー型認知症の人の皮膚からiPS細胞を作り、神経細胞を作り出すことに成功**しています。この結果はさらに新しい治療法の開発につながると考えられています。

## プレクリニカルアルツハイマー病とは?

プレクリニカルアルツハイマー病ではもの忘れなどの症状はほとんどみられません。アミロイドPETという特殊な検査ではじめて診断できます。

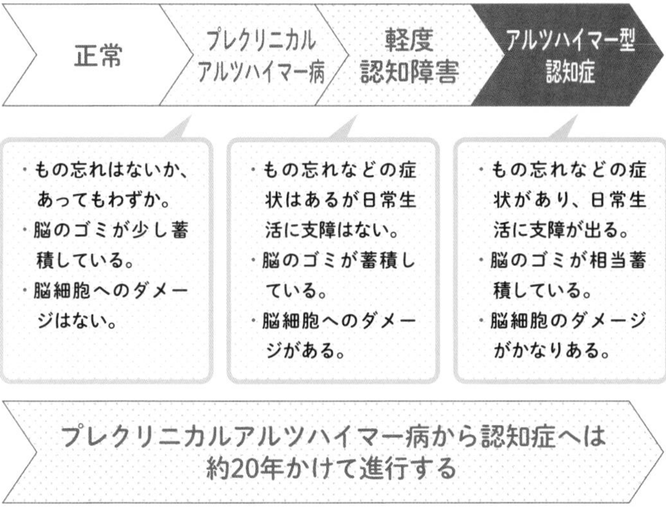
正常
プレクリニカル
アルツハイマー病
軽度
認知障害
アルツハイマー型
認知症
・もの忘れはないか、あってもわずか。
・脳のゴミが少し蓄積している。
・脳細胞へのダメージはない。
・もの忘れなどの症状はあるが日常生活に支障はない。
・脳のゴミが蓄積している。
・脳細胞へのダメージがある。
・もの忘れなどの症状があり、日常生活に支障が出る。
・脳のゴミが相当蓄積している。
・脳細胞のダメージがかなりある。
プレクリニカルアルツハイマー病から認知症へは
約20年かけて進行する

「認知症　専門医が教える最新事情」（伊東大介著　講談社α新書刊）P.29 「図2 認知症の進行過程」をもとに改変

## 40代から認知症予防を始めるのが効果的

認知症の症状がほとんどみられないプレクリニカルアルツハイマー病。予防という面からみると、脳のゴミが溜まっていないプレクリニカルアルツハイマー病以前の40代から予防を始めるのが効果的であると考えられるようになっています。

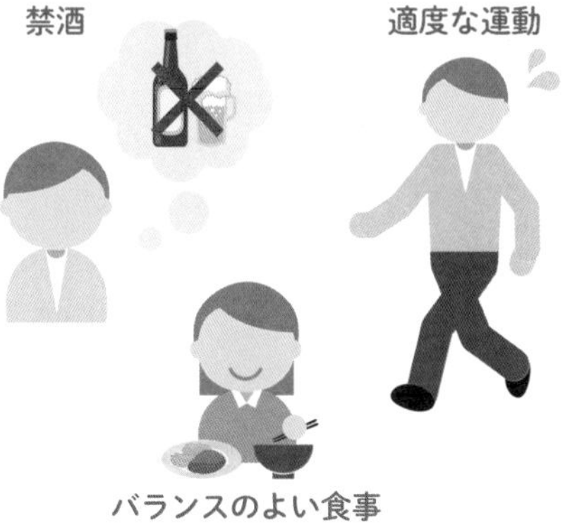
禁酒
適度な運動
バランスのよい食事

# 80～90歳以降に発症する認知症

## 記憶障害だけがゆっくり進行する認知症

60～70歳代で認知症を発症するケースの中ではアルツハイマー型認知症が多いといわれています。そのため80歳を過ぎて認知症の症状がみられないと本人も家族も「認知症にはかからない」と安心する傾向にありました。ところが最近の研究で、**80～90歳で発症する神経原線維変化型老年期認知症**(しんけいげんせんいへんかがた)**や嗜銀顆粒性認知症**(しぎんかりゅうせい)の存在が注目されるようになりました。これら2つの認知症は総称して「高齢者タウオパチー」と呼ばれています。

タウオパチーとは脳の神経細胞内に蓄積するタウタンパクという物質が異常に蓄積する状態で、タウオパチーが神経細胞に蓄積すると神経原線維変化が現れます。

神経原線維変化型老年期認知症では、脳の中でも記憶を司る海馬と海馬傍回(ぼうかい)という部分が神経原線維変化を起こします。一般の認知症でみられるような脳の萎縮やアミロイド$\beta$が脳に沈着する老人班はほとんどみられません。

**初期症状はもの忘れのような記憶障害以外はほとんどなく、進行がゆるやか**なのが特徴です。**90歳以上で発症する認知症のうち約20%が神経原線維変化型認知症**といわれています。

一方、嗜銀顆粒性認知症は嗜銀顆粒というタウタンパクの異常蓄積により起こります。80代以降で発症するケースが多く、もの忘れのほかに怒りっぽくなったり、不機嫌な状態が続く症状がみられます。進行すると自分がどこにいるのかわからなくなるような見当識障害もみられますが、進行は緩やかです。

## 80歳以降に発症する認知症

いままでアルツハイマー型認知症だと考えられていた神経原線維変化型老年期認知症と嗜銀顆粒性認知症。しかし最近の診断技術の進歩で同じ認知症でも原因がまったく違うものだということがわかってきました。

| | 神経原線維変化型老年期認知症 | 嗜銀顆粒性認知症 |
|---|---|---|
| 発症年齢 | 80～90歳以降<br>※90歳以降に認知症になる人の20%が神経原線維変化型老年期認知症といわれています。 | 80歳以降 |
| 症状 | 初期は記憶障害。<br>その後、見当識障害、認知障害がみられるようになります。 | 初期は記憶障害と情動障害。<br>その後、焦燥、不機嫌、易怒性、易刺激性などがみられます。 |
| 進行 | 進行は緩やか | 進行は緩やか |

### 今後の課題

現在開発されている認知症治療薬のほとんどがアルツハイマー型認知症に対応しているものです。そのため、どのタイプの認知症なのかを診断したうえで薬を使った治療をする必要があります。

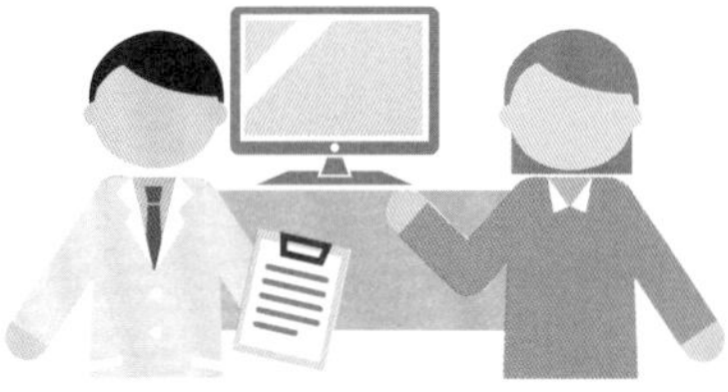

参考：「3.高齢者タウオパチー（嗜銀顆粒性認知症、神経原線維変化型）の臨床」
（嶋田裕之　日老医誌　2012; 29: 281-283）

# 認知症の人にかかるコスト

## 2060年には認知症の社会的コストが24兆円を超える予想

いままで日本では認知症にかかるお金である社会的コストについて十分に計算されることはありませんでした。しかし、2015年、慶應義塾大学の佐渡充洋講師の研究班により具体的なコストが明らかにされました。

2014年時点で、日本における**認知症の社会的コストは年間14.5兆円**になっています。その内訳は医療費1.9兆円、介護費6.4兆円、インフォーマルケアコストと呼ばれる家族等が無償で実施するケアにかかる費用として6.2兆円となりました。

注目すべき点は、いままで**家族が無償でしていたケアの労働対価であるインフォーマルケアコストが明らかになった**こと。要介護者1人あたりの1週間にかかるケアの時間を割り出し、コストを換算したところ1年間にかかるコストは382万円になることがわかりました。しかし、この調査では介護の中で大きな時間を占める見守りの時間が含まれていないため、インフォーマルケアのコストは少なく見積もられている可能性があります。

また今後、認知症の社会的コストの変化を人口動態、発病率、医療の受療率、介護サービスの利用率、インフォーマルケアコストなどから推測したところ、**2060年には24兆2,630億円になる**ことがわかっています。これは2015年の1.6倍となり、少子高齢化が進むなかでどのように予算を確保するか、また限られた社会資源をどのように活用すれば認知症の家族や介護者の負担が軽減されるのかを考える必要に迫られています。

## ▶ 認知症の社会的コストにおける各費用の構成

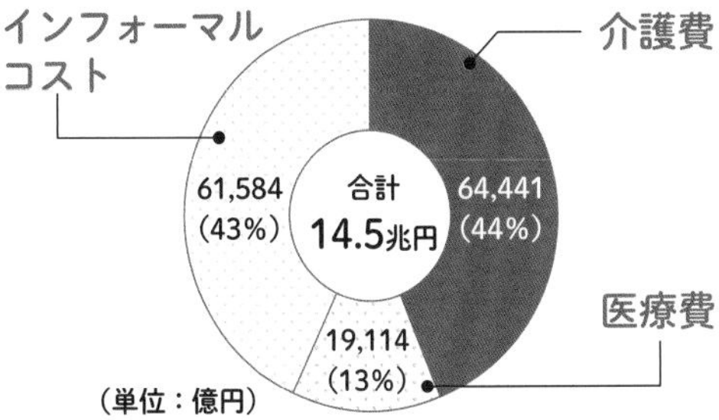


「社会的コスト」とは、認知症に関連する医療費、介護費、インフォーマルケアコストの3つの費用を合計したものです。

出典：佐渡他、厚労科研研究成果報告書、2015『わが国における認知症の経済的影響に関する研究』

## インフォーマルケアコストとは？

家族等が無償で実施する介護（ケア）のことです。この研究では介護者の1週間の介護時間をアンケートから推計し、介護単価と掛け合わせて推計しました。
（調査票は4,236名に配布され、1,685名が回答。そのうちデータに不備のない1,482名が解析対象）

**要介護1人あたりのインフォーマルケア時間：24.97時間／週**

**要介護1人あたりのインフォーマルケアコスト：382万円／年**

## ▶ 社会的コストの将来推計（総額）

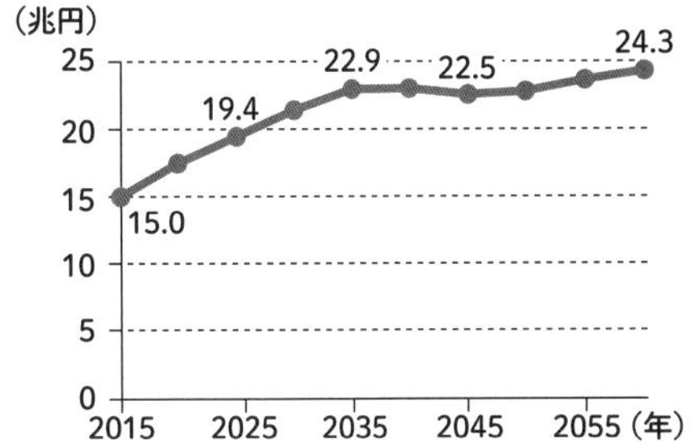


認知症の社会的コストは2015年は15兆89億円ですが、認知症の人の増加によりコストは増加。2060年の推計値では24兆2,630億円に達することがわかりました。

出典：佐渡他、厚労科研研究成果報告書、2015『わが国における認知症の経済的影響に関する研究』

Column

## 認知症の新しい治療薬はいつできるのか?

2011年にレミニール、イクセロンパッチ・リバスタッチパッチ、メマリーが認知症治療薬として加わったあとも、世界各国で認知症の新薬の研究が行われていますが、根本的治療薬の開発に至っていません。

しかし、認知症の基礎研究は進み、アルツハイマー型認知症の原因は脳のゴミとよばれるアミロイドβとタウの2種類のタンパク質であることがわかってきています。

アミロイドβを取り除く薬は開発されましたが、思うような結果が出ず、現在はタウを取り除かなくては認知症の症状は改善しないと考えられるようになっています。

この脳のゴミの蓄積は、老化現象であることから、認知症の薬の開発は老化を止めることにも重なり、非常に難しい状況に置かれています。

2019年には新薬として開発されていた3種類の薬が「認知機能の指標で悪化が確認された」という理由から開発中止となりました。根本治療薬の開発にはまだ時間がかかりそうです。

### 2019年に中止が公表された認知症の根本治療薬

| 薬剤名 | 中止の時期 | 製薬企業 |
|---|---|---|
| クレネズマブ | 2019年 | ロシュ |
| アデュカヌマブ | 2019年 | エーザイ |
| CNP520 | 2019年 | ノバルティス |

出典：認知症の根本治療薬、相次ぐ開発中止　完成を阻む壁とは（朝日新聞 2019年8月29日）

# Part 2

もしかして認知症？

# 初期対応で大切なこと

# 日常行動をチェックしてみよう

## 歩き方や服装で認知症とわかる場合も

認知症は本人が訴える記憶の低下、判断力の低下……よりも、**周りの家族や知人が小さな異変に最初におかしいと気づくことが多い**といわれています。

家庭内での生活の様子、ふるまい、受け答えの仕方に症状が端的に現れることが多いのが特徴です。いつも髪を整え服装に気をつかっていたのに髪の毛がボサボサで何日間も同じ洋服を着ている、表情が乏しく会話が極端に少なくなった、などは家族が気づく典型的な認知症の症状です。

また、疾患別に症状が現れることも。**小刻みにゆっくり歩くようになる場合はレビー小体型認知症**や進行性核上性麻痺（しんこうせいかくじょうせいまひ）などが疑われます。感情を表に現わさなくなり**能面のような表情になるのは前頭側頭型認知症**で、手や膝をさすり続ける、勝手に部屋を出ていくなどの症状もみられます。もっとも多い**アルツハイマー型認知症にはつねにニコニコしている**という特徴があります。ほかにも顔が腫れぼったくむくみがとれないの場合は甲状腺機能低下症が原因による認知症が考えられます。

**脳のどの部分に病気が広がっているかによって症状が変わる**のが認知症の特徴です。また特徴的な行動や症状以外にも、高齢者の場合、いままでみられなった行動や受け答え、表情がみられたときは認知症の初期症状である可能性があります。症状がみられたら経過や行動の変化の詳細をメモし、病院の診察を受ける際には主治医に伝えるようにしましょう。

## 「もしかしたら……」認知症の手がかりとなるチェックポイント

### 「認知症」早期発見のめやす

●もの忘れがひどい

- 1. いま切ったばかりなのに、電話の相手の名前を忘れる
- 2. 同じことを何度もいう・問う・する
- 3. しまい忘れ置き忘れが増え、いつも探し物をしている
- 4. 財布・通帳・衣類などを盗まれたと人を疑う

●判断・理解力が衰える

- 5. 料理・片付け・計算・運転などのミスが多くなった
- 6. 新しいことが覚えられない
- 7. 話のつじつまが合わない
- 8. テレビ番組の内容が理解できなくなった

●時間・場所がわからない

- 9. 約束の日時や場所を間違えるようになった
- 10. 慣れた道でも迷うことがある

●人柄が変わる

- 11. 些細なことで怒りっぽくなった
- 12. 周りへの気づかいがなくなり頑固になった
- 13. 自分の失敗を人のせいにする
- 14.「このごろ様子がおかしい」と周囲からいわれた

●不安感が強い

- 15. 一人になると怖がったり寂しがったりする
- 16. 外出時、持ち物を何度も確かめる
- 17.「頭が変になった」と本人が訴える

●意欲がなくなる

- 18. 下着を替えず、身だしなみを構わなくなった
- 19. 趣味や好きなテレビ番組に興味を示さなくなった
- 20. ふさぎ込んで何をするのも億劫がり嫌がる

出典：「家族がつくった『認知症』早期発見のめやす」（公益社団法人 認知症の人と家族の会）

## おかしいなと思ったらコレをメモ!

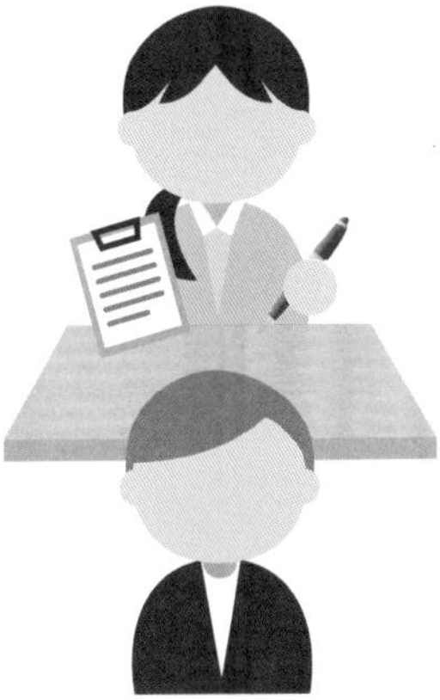

- 異常に気づいたきっかけ
- 時期
- いままでの経過
- 行動、言葉の詳細
- いま問題になっていること

ほかにも

- 家族や親戚に認知症の人がいるかどうか
- 既往歴
- 生活歴

# 家族が認知症かもしれない どこに相談したらいい？

## 困ったときは地域包括支援センターへ

「最近、家族の表情が乏しい」「急に部屋は散らかりだした」など家族や知り合いに変わった様子がみられたり、遠く離れた親が電話で昔の思い出をすっかり忘れていた、などのケースがみられたら、どのように対応すればよいのでしょうか？

まずはどのような状況か直接会って確認することです。**本人に会い、「何月何日にこういうことがあった」「こんな発言をしていた」などをメモし、専門医を受診する**ようにしましょう。

認知症の前段階である軽度認知障害（MCI）の状態であれば、生活習慣を整えたり、運動や手先を使う作業、脳トレなどを生活の中に取り入れることで症状が改善する見込みがあるといわれています。**軽度認知障害の段階でどのような対応をするかで、その後の認知症の進行が変わってきます。**家族がいつもと違うおかしい言動がみられたときに周囲の人が行動に移すことが重要になります。

とはいえ病院へ行くといってもその地域のどこの病院のどこの科を受診すればいいのかわからないという人も多いでしょう。そんなときは近くの**地域包括支援センターへ行って相談してみましょう。**

ケアマネジャー、保健師、社会福祉士などが相談に乗ってくれます。本人の置かれている状況や家族との関係、症状を伝えると、今後どのような窓口に相談すればよいか、必要なものは何かまで丁寧に教えてくれます。

また**市区町村の介護保険課**でも近くにどのような専門医がいるかなど紹介してくれるため、訪ねてみるとよいでしょう。

## 身近な人の様子がおかしいと感じたら

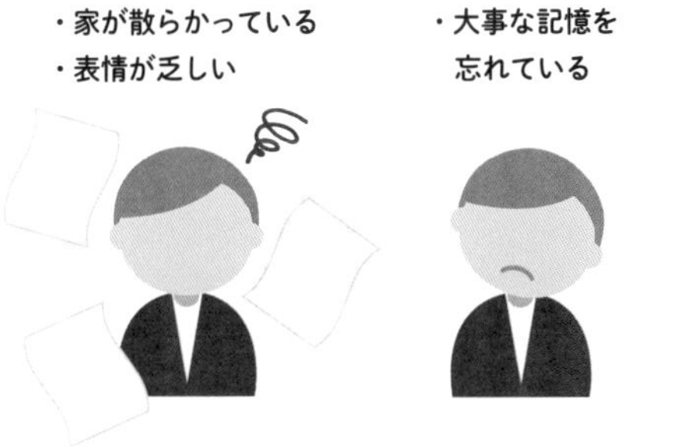
・家が散らかっている
・表情が乏しい
・大事な記憶を
忘れている

60歳以上であれば誰でも認知症になる可能性があります。家族の言動がおかしいと感じたら、直接会いに行って、様子を確認することをおすすめします。

## まずは本人に会って様子を確認する

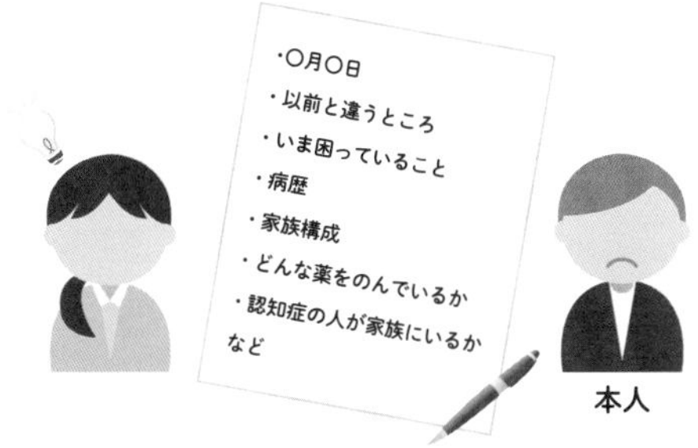
・○月○日
・以前と違うところ
・いま困っていること
・病歴
・家族構成
・どんな薬をのんでいるか
・認知症の人が家族にいるか
など
本人

「○月○日
・日付が思い出せない。
・衣服がいつもより乱れている。
・食事をとっていない…」
など、日付と本人の様子を記録しておく。

## 専門家に相談する

■地域包括支援センター
■市区町村の介護保険課
などに相談
専門家

誰かに相談したい場合は地域包括支援センターに相談に行きましょう。各地域に必ず1つある機関なので直接行ってみることをおすすめします。電話での相談も可能です。

# 初診のときに家族が気をつけること

## いきなり「認知症外来」に行くと本人の自尊心が傷つくことも

どの病院のどの科へ行けばいいか迷ったときは地域包括支援センターなどに相談すればよいですが、**すでにかかりつけ医がいる場合はその先生に紹介してもらう**のもひとつの手です。

どの科に行けばいいかインターネットなどで検索すると「もの忘れ外来」「認知症外来」「精神科」「神経内科」「老年科」などが出てきます。しかし、本人は認知症の自覚がないため、このような科に連れていくことで自尊心が傷ついたり、専門外来へ行くこと自体に抵抗することも考えられます。

そんなときは「70歳以上の人は認知症の検査をすることが義務になった」「いまなら脳の検査が無料だから、いまのうちに行こう」など**納得しやすい理由をつけて、つき添って受診する**ようにしましょう。ここで重要なのは「買い物に行く」「食事に行く」とウソをついて「認知症外来」に連れて行かないことです。本人が「だまされた」という印象を持つと、その後の治療にも影響するので、初診の際は本人の気持ちを尊重しながら進めるようにしましょう。

初診のときは、家族がいつどんな言動があったかというメモを持参し、専門医に見てもらいましょう。

もしも認知症と診断された場合は、**自宅から通いやすい近い病院や診療所を紹介してもらうとよい**でしょう。つき添いがなくても迷わないくらいの近所の病院や診療所であれば、本人一人でも行くことができます。それにより通院へのストレスがなくなり、家族の不安や心配、負担も少なくなります。

## 初診の際に気をつける3つのこと

### ウソをつかない

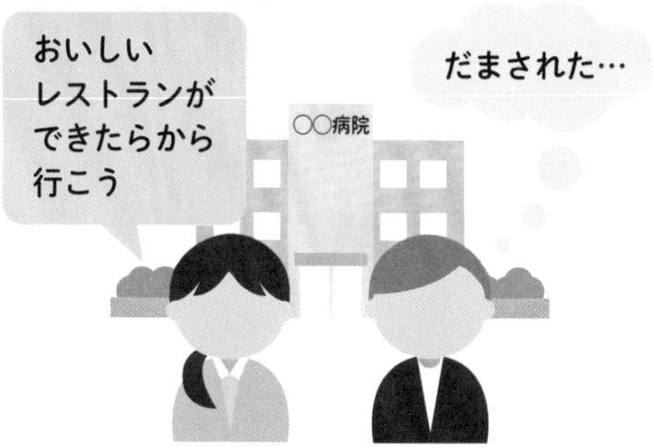


食事に行くといわれてついてきたら認知症専門外来だった……は、本人にとっては相当ショックな出来事として記憶されてしまいます。その後、治療を進めていくうえでも支障となるので気をつけましょう。

### 本人の気持ちを尊重する

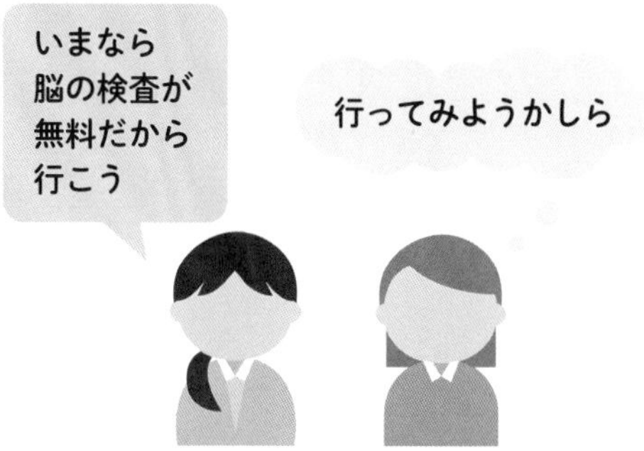


本人が納得しやすい理由を探してあげて、病院へ連れて行ってあげましょう。大切なのは本人の気持ちを傷つけないことです。

### 通院しやすい病院にする

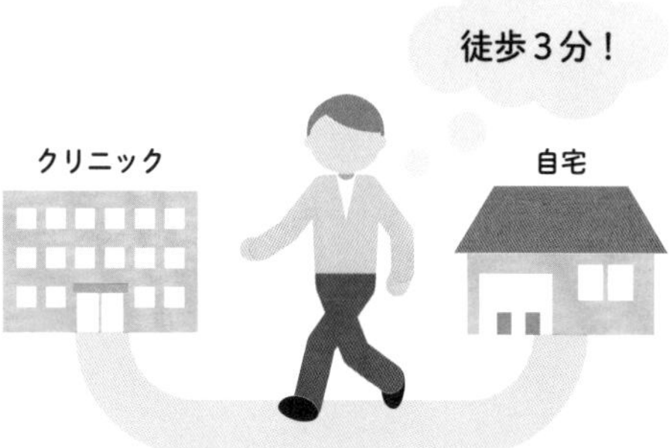


認知症の検査は大きな病院でしかできないことがあるため、通院する場合は自宅近くの病院を紹介してもらうようにしましょう。

# 家族の不安を解消するには?

## まずは地域のサービスを利用してみよう

認知症と診断されて不安を抱くのは本人以上に家族です。「家族がどのように変化してしまうのか」「介護と仕事は両立できるのか」「親一人、子一人……。誰が介護するのか」などさまざまな悩みを抱えることになります。こんなときこそ一人で抱え込まず、同じ状況に置かれているほかの家族の話を聞いたり、専門職の人に相談してみましょう。

今後どのように認知症とつき合っていくのかを考えるには、まずは地域包括支援センターに足を運ぶことです。総合的な相談に応じてくれ、要介護認定などについてもアドバイスしてくれます。

地域で同じような境遇に置かれている本人やその家族と**情報交換したい場合は「認知症カフェ」を訪れてみましょう。**全国数百カ所でボランティアによって運営されている「認知症カフェ」。その名のとおりコーヒーやお茶を飲みながら医療や介護の専門職、本人、家族が交流する場所です。各地のカフェはインターネットで調べるか地域包括支援センター、役所で聞けば教えてくれます。

ほかにも「**公益社団法人 認知症の人と家族の会**」では認知症の人、その家族、男性介護者などにわけて不安や悩み、困りごとを相談し合う集いを定期的に開催しています。フリーダイヤルでの相談も受けつけているので仕事を持っている介護者におすすめです。

また**民生委員**は地域の人の相談を受けつけていますし、**社会福祉協議会**では「日常生活自立支援事業」という判断能力が低下しても地域で暮らしていけるためのサービスを行っています。

## まずは地域のサービスを利用してみよう

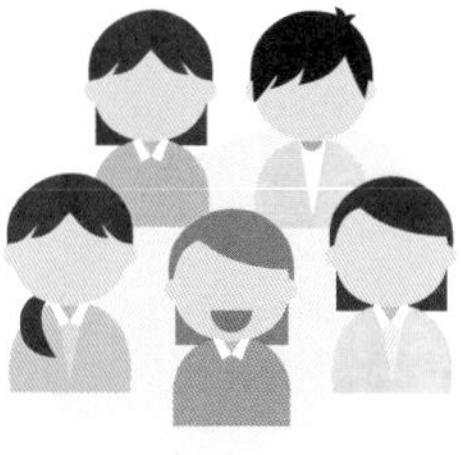

### 地域包括ケアセンター

各市区町村に必ず１つあります。ケアマネジャー、保健師、社会福祉士など専門職が常勤しているので、総合的な相談にも応じてくれます。

### 認知症カフェ

全国に数百カ所ある「認知症カフェ」。誰でも気軽に立ち寄って情報交換できるのが特徴。定期的にイベントをやっている「認知症カフェ」もあります（P.146参照）。

### 公益社団法人 認知症の人と家族の会

http://www.alzheimer.or.jp/
全国組織で、電話相談にも応じています（P.146参照）。
☎0120-294-456
（10:00～15:00
土日祝日・夏季・年末年始を除く）

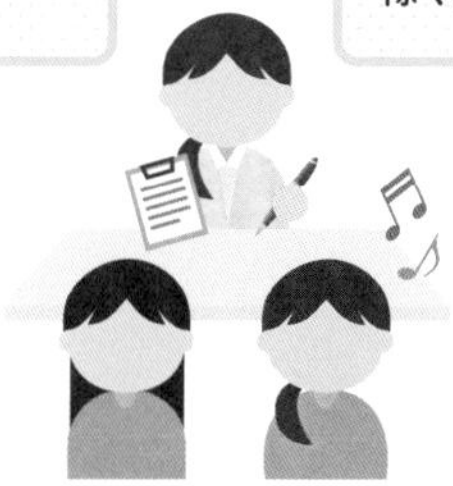

### 民生委員

地域に必ず１人いる民生委員は住民のために相談・援助活動を行っています。

### 社会福祉協議会

「日常生活自立支援事業」という判断能力が低下した人が一人でも地域で暮らしていくためのサポートを行っています（P.90参照）。

いままで地域の活動やつき合いがなかった人でもこれらのサービスや施設は受け入れてくれます。一度、訪れると人脈が広がり、地域での行動範囲も広がるはずです。

# 認知症の検査はどうやるの?

## 初診は問診から検査まで約2〜3時間かかる

認知症の徴候、はじめて行く病院、行ったことのない外来など初診は本人も家族も不安になるものです。そこで、どのような流れで、どんな検査をするのか、一般的な方法を紹介していきます。

認知症の検査をできる病院は、大学病院や地域の中でも比較的規模の大きい病院であるため、**診察までの待ち時間が長くなる可能性**があります。そのため高齢者の場合は水分を持参し温度調節できる服装で行くことをおすすめします。また初診の際は、家庭での様子を伝えるためにも家族がつき添いましょう。

診察室では、まず最初に問診が行われます。**「いつごろからどんな症状があるのか?」「どんな症状でおかしいと思ったのか?」**などが質問されます。本人が答えるのが難しい場合は家族が状況を説明します。

次に**認知機能テストを行います**。「ミニメンタルステート検査(MMSE)」「長谷川式認知症スケール(HDS-R)」「時計描画検査」「今日の日付」「100から7を繰り返し引いていく」などを行います。

最後に**脳の萎縮を「頭部MRI」で、脳の血管の状態を「頭部MRA」で撮影**、血液検査では全身の状態をチェックして終了となります。初診は問診から検査まで2〜3時間ほどかかります。

**1〜2週間後に病院で診断結果を受け取る**ことになります。診断結果によっては認知症治療が開始となるため、今後の治療方針を話し合うためにも家族のつき添いが必要といえます。

## 認知症検査の流れ

**問診**

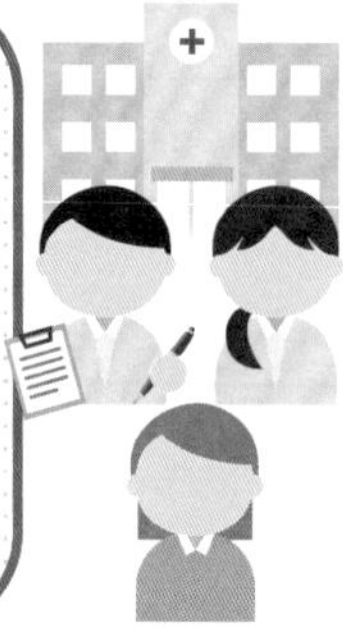

**問診時間** 約10～30分

診察を待っている間に記入した問診票に沿って医師が問診していきます。このときに家庭での状況のメモやどんな薬を飲んでいるか知るために「お薬手帳」を持っていくとスムーズに問診が進みます。

**認知機能テスト**

**検査時間** 約30分

「ミニメンタルステート検査（MMSE）」「長谷川式認知症スケール（HDS-R）」「時計描画検査」で見当識、記憶、計算、言語能力、空間認知能力などを検査。

**画像・血液検査**

**検査時間** 約60分

認知症の診断で欠かせないのが脳の萎縮の状態がわかる「頭部MRI」。正常範囲なのか認知症レベルに脳が萎縮しているかが画像でわかります。また「頭部MRA」では慢性硬膜下血腫のような手術で治療できる疾患がないか調べていきます。

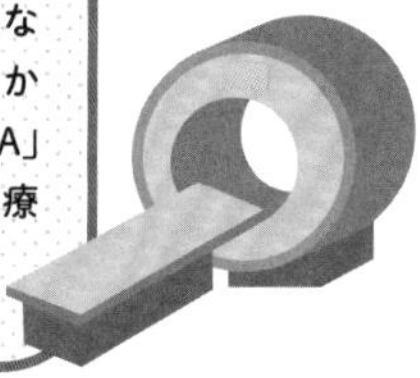

検査で認知症という結果が出た場合は、本人と家族で話し合いを持ち、時間をかけて治療方針を決めていくようにしましょう。本人の意向を最大限に尊重することが大切です。

# 認知症の診断に使われる認知機能検査とは

## ほかの検査とともに総合的に判断するための材料

認知機能がどれくらい下がっているかを調べるのが、「長谷川式認知症スケール（HDS-R）」「ミニメンタルステート検査（MMSE）」「時計描画検査」などの神経心理学的検査です。これらの検査は信頼性が高く、実施しやすいため多くの病院で取り入れられています。

「**HDS-R**」は1974年に長谷川和夫氏らが開発し1991年に改訂版が作られ現在にいたっています。日本で最も多く用いられている認知症のテストで、**9つの質問からなり、30点が満点で、20点以下が認知症**の可能性を疑う目安となります。このテストを実施する際は**本人にこのテストの意図を説明する**ことが必要です。たとえ認知症の症状が悪化し、理解できない人だとしても、「試されている」と感じさせないために説明するのです。

「**MMSE**」は「HDS-R」は発表されたあとに認知症を判断するスケールとして発表されましたが、現在では世界的に多くの国で使われているテストです。**11の質問からなり、30点が満点で、23点以下で認知機能低下**（認知症の疑い）と判断されます。

「**時計描画検査**」は言語、文化圏、教育年数に左右されず行えるメリットがあり、全世界的に行われているテストです。特にアルツハイマー型認知症、レビー小体型認知症の発見に優れています。

どのテストも単独で認知症であることを判断するものではなく、問診の内容やほかのテスト、血液検査、画像検査とともに総合的に判断するために用いられています。

## 代表的な認知機能検査は次の3つ

### 長谷川式認知症スケール（HDS-R）

| No. | 質問事項 | | 配点 | 内容 |
|---|---|---|---|---|
| 1 | お年はおいくつですか？（2歳までの誤差は正解） | | 0 1 | 見当識 |
| 2 | 今日は何年の何月何日ですか？ 何曜日ですか？<br>（年、月、日、曜日が正解でそれぞれ1つずつ） | 年 | 0 1 | 見当識 |
| | | 月 | 0 1 | |
| | | 日 | 0 1 | |
| | | 曜日 | 0 1 | |
| 3 | 私たちが今いるところはどこですか？<br>（自発的に出れば5点、5秒おいて、家ですか？ 病院ですか？ 施設ですか？<br>の中から正しい選択をすれば1点） | | 0 1 2 | 見当識 |
| 4 | これから言う3つの言葉を言ってみてください。<br>あとでまた聞きますのでよく覚えておいてください。<br>（以下の系列のいずれか1つで、採用した系列に○をつけておく<br>1：a)桜 b)猫 c)電車 2:a)梅 b)犬 c)自動車） | | 0 1<br>0 1<br>0 1 | →言葉の記銘 |
| 5 | 100から7を順番に引いてください。<br>（100-7は？ それからまた7引くと？ と質問する。<br>最初の答えが不正解の場合、打ち切る） | (93)<br>(86) | 0 1<br>0 1 | →計算 |
| 6 | 私がこれから言う数字を逆から言ってください。<br>（6-8-2、3-5-2-9を逆に言ってもらう。<br>3桁逆唱に失敗したら打ち切る） | 2-8-6<br>9-2-5-3 | 0 1<br>0 1 | →逆唱 |
| 7 | 先ほど覚えてもらった言葉をもう一度言ってみてください。<br>（自発的に回答があれば各2点、もし回答がない場合、<br>以下のヒントを与え正解であれば1点）<br>a)植物 b)動物 c)乗り物 | | a：0 1 2<br>b：0 1 2<br>c：0 1 2 | →言葉の遅延再生 |
| 8 | これから5つの品物を見せます。それを隠しますので何があったか言ってください。<br>（時計、鍵、タバコ、ペン、硬貨など必ず相互に無関係なもの） | | 0 1 2<br>3 4 5 | →物品再生 |
| 9 | 知っている野菜の名前をできるだけ多く言ってください。<br>（答えた野菜の名前を右欄に記入する。<br>途中で詰まり、約10秒間待っても答えない場合にはそこで打ち切る）<br>0～5=0点、6=1点、7=2点、8=3点、9=4点、10=5点 | | 0 1 2<br>3 4 5 | →言葉の流暢性 |
| | | | | 合計 /30点 |

### MMSE（Mini Mental State Examination）

| No. | 質問事項 | 配点 | 内容 |
|---|---|---|---|
| 1(5点) | 今年は何年ですか？<br>今の季節は何ですか？<br>今日は何曜日ですか？<br>今日は何月ですか？<br>今日は何日ですか？ | 0 1<br>0 1<br>0 1<br>0 1<br>0 1 | 見当識 |
| 2(5点) | ここは何県ですか？<br>ここは何市ですか？<br>ここは何病院ですか？<br>ここは何階ですか？<br>ここは何地方ですか？(例：関東地方) | 0 1<br>0 1<br>0 1<br>0 1<br>0 1 | 見当識 |
| 3(3点) | 物品名3個(相互に無関係)<br>検者は物の名前を1秒間に1個ずつ言う、その後、被検者に繰り返させる。正答1個につき1点を与える<br>3個すべて言うまで繰り返す(6回まで)。<br>何回繰り返したかを記せ。 | 0 1 2 3 | →言葉の記銘 |
| 4(5点) | 100から順に7を引く(5回まで)<br>あるいは「フジノヤマ」を逆唱させる。 | 0 1 2 3 4 5 | →計算 |
| 5(3点) | 3で提示した物品名を再度復唱させる | 0 1 2 3 | →言葉の遅延再生 |
| 6(2点) | (時計を見せながら)これは何ですか？<br>(鉛筆を見せながら)これは何ですか？ | 0 1 2 | →物品呼称 |
| 7(1点) | 次の文章を繰り返す。<br>「みんなで、力を合わせて綱を引きます」 | 0 1 | →即時記憶 |
| 8(3点) | (3段階の命令)<br>「右手にこの紙を持ってください」<br>「それを半分に折りたたんでください」<br>「机の上に置いてください」 | 0 1 2 3 | →口頭指示 |
| 9(1点) | (次の文章を読んでその指示に従ってください)<br>「瞳を閉じなさい」 | 0 1 | →読解 |
| 10(1点) | (何か文章を書いてください) | 0 1 | →構成 |
| 11(1点) | (次の図形を書いてください) 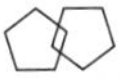 | 0 1 | →視空間認知 |
| | | | 合計 /30点 |

### 時計描画検査（CDT）

| | ❶「時計の絵(円と数字)を書いてください」 | ❷「時計の文字盤とみたてて数字を記入してください」 | ❸「10時10分の針を書いてください」 |
|---|---|---|---|
| 正常 |  |  |  |
| 障害例（認知症） | 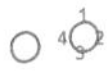 | 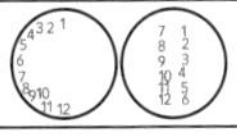 | 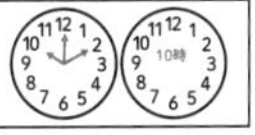 |

3つのテストのどれかを組み合わせて行います。病院という環境、白衣を着た医師や看護師に囲まれ検査される本人は緊張しているので、テストの前には必ずどんなテストなのかを説明しましょう。

# 認知症の症状は大きく2つに分けられる

## 2つの症状の違いとは?

認知症の症状は、**認知機能障害**と**認知症の行動・心理症状(BPSD)**の2つに分かれます。かつては認知機能障害を中核症状、行動・心理症状を周辺症状と呼んでいました。

**認知機能障害とは、脳の機能が低下することにより起こる直接的な症状**です。何をしていたか忘れる「記憶障害」、日付やどこにいるのかがわからなくなってしまう「見当識障害」、適切は判断ができなくなる「理解・判断力の低下」、物事の段どりがわからなくなってしまう「遂行機能障害」などがあげられます。

一方、**BPSDは認知機能障害に付随して起こる症状**です。本人の性格や環境、家族関係などが絡み合って起こるため、**本人の性格や周囲の対応の仕方によって症状の現れ方が変わります**。心理症状として「うつ」「不安」「焦燥」などが、行動症状として「徘徊」「興奮」「暴力」「不潔行為」「過食」「異食」などがみられます。介護者の大きな負担になることが多いのがBPSDです。

BPSDの1つ「徘徊」を例にすると、外出するとまず「記憶障害」の影響でどこに行くのかを忘れてしまいます。そうこうしているうちに自分がどこにいるのかがわからなくなる「見当識障害」になります。最後は「判断力の低下」でどう対処すればよいかがわからなくなり、ひたすら歩きまわる「徘徊」となります。これが認知機能障害が原因で起こるBPSDの典型的な例です。

**認知機能障害が改善することはありませんが、BPSDは周りの人々の対応次第で改善が見込めます。**

## 認知機能障害と認知症の行動・心理症状

認知機能障害は脳の機能の低下により起こるもので、認知症患者の多くにみられる症状です。認知症の行動・心理症状（BPSD）は認知機能障害に付随して引き起こされる症状で、個人差があり、周りの環境に影響されて起こります。



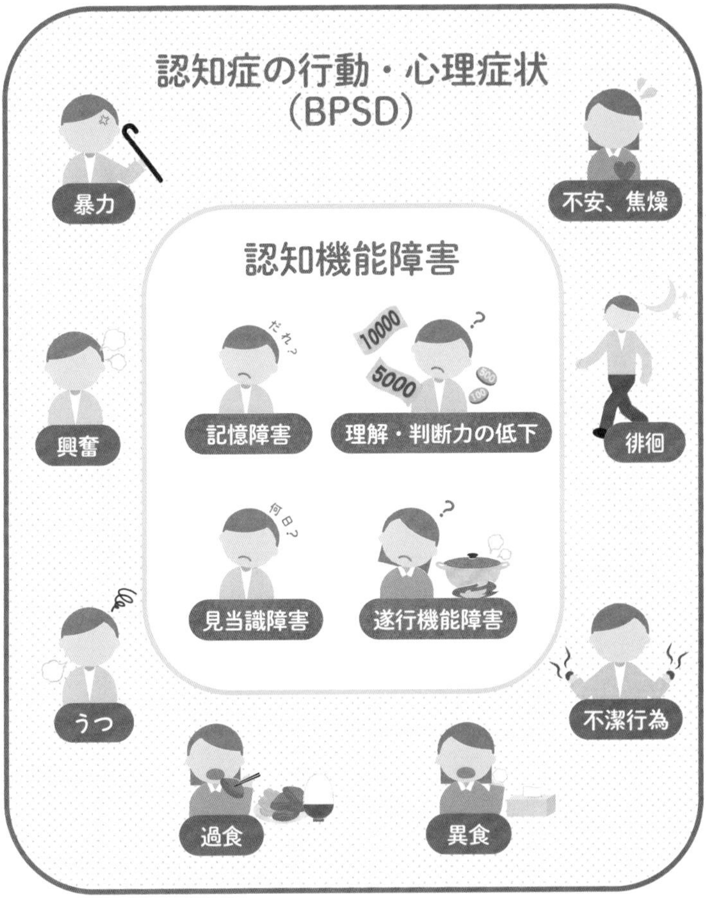


BPSD＝ Behavioral and psychological symptoms of dementia

徘徊、暴力、過食、うつなど家族や介護者を悩ませる行為は行動・心理症状がほとんど。行動・心理症状は人間関係や環境により変化することがわかっています。

# 認知症の認知機能障害とは?

## 脳の機能の低下で起こるのが認知機能障害

認知機能障害の代表的な症状は「記憶障害」「見当識障害」「遂行機能障害」「理解・判断力の低下」などです。これらの症状は脳の機能が低下することによって起こるため、症状が改善することはほとんどありません。

**アルツハイマー型認知症のほとんどの人にみられるのが「記憶障害」**です。これは**脳の海馬の萎縮**により起こると考えられています。5分〜数日以内の記憶はすぐに忘れてしまいますが、子どもの頃の記憶や昔の思い出はよく覚えてるのが特徴です。よくみられるのが食事をしたことを忘れてしまう、さっき行った場所の記憶がなくなるなどです。

ほかにもいまいる場所、時間、家族、知人がわからなくなる「**見当識障害**」がみられます。「今日は何月何日ですか?」という質問に答えられなくなり、冬なのに半袖の夏服を着るなど季節感のない服装がみられるようになります。

さらに進行すると「**遂行機能障害**」といって、日常的にやっていたはずの掃除の仕方、料理の作り方、お風呂の入り方など無意識のうちにしていたことの順序や段取りがわからなくなる症状が現れます。この状態になると日常生活を送ることが難しくなります。

ほかにもものごとに対処できなくなる「**理解・判断力の低下**」、見えているものが何かわからない「**失認**」、言葉が出なくなる「**失語**」、服の着方や道具の使い方がわからない「**失行**」といった症状もみられるようになります。

## おもな認知機能障害

### 記憶障害

記憶には物事を覚える「記銘」、その記憶をとどめる「保持」、記憶を引き出すための「想起」があります。記憶障害とはこの中のどれかが障害されるもので、直近の記憶を忘れる傾向があります。

### 見当識障害

「いまは何月？ ここはどこ？ 私は誰？」という現在の年、月、日、時間、季節がわからなくなってしまいます。場所の感覚もなくなってしまうので外出してどこにいるかがわからなくなることも。

### 遂行機能障害

人間は無意識のうちに段取りしながら行動しています。目の前に洗濯物と洗濯機があったら洗濯をどのようにするかを考えていますが、遂行機能能力が低下すると手際が悪くなったり、ミスが増えたりします。

### 理解・判断力の低下

「バスが来ないのに待ち続ける」「寒いのにTシャツ1枚のまま」…自分でどう判断し行動すればいいのかがわからなくなってしまいます。放っておくと事故や病気の原因となり、命に危険がおよぶことも。

失認：持っているものが鉛筆だとしてもわからなくなってしまいます。また、物や形が紙に書かれていても何かわからない状態です。

失語：「言葉が出てこない」「言っていることがわからない」という状態です。

失行：手足は動くのに着替えの仕方やお茶の飲み方などがわからなくなる状態です。

認知症の原因となる病気によって認知機能障害の現れ方が違ってきます。どんな症状か周りの人がメモして専門医に伝えることで治療に結びつくこともあります。

# 認知症の行動・心理症状(BPSD)とは?

## BPSDは環境を整えれば症状が改善することも

行動・心理症状(BPSD)の代表的なものは「アパシー」「うつ」「不安」「焦燥」「徘徊」「暴力」「不潔行為」などです。BPSDのなかでも「アパシー」「うつ」「不安」「焦燥」「妄想」などは**心理症状**、「徘徊」「暴力」「不潔行為」は**行動症状**として分類されます。これらの症状は周りの環境や家族関係、性格などが影響して生じるため、本人に合った環境を作ることで原因を取り除くことができ、症状が改善されることもあります。

心理症状のなかでも多いのが、**無気力や自発性が低下する「アパシー」と気分が落ち込んだり悲観的になる「うつ」**です。この2つは同時に症状が出やすく、2つの症状が組み合わさることにより、興味や喜びの喪失や、疲れやすくなる易疲労といった別の症状がみられるようになります。ほかにも**イライラし大声を出す「焦燥」**という症状がみられることもあります。

特に介護者を悩ませるのが**「徘徊」や「暴力」**です。介護疲れをまねく原因ともなっており、症状がみられたときは専門医へ相談するようにしましょう。特に「暴力」は介護者に対して、罵倒しながら殴りかかるなど大ケガをさせる可能性もあるため、症状がみられたら治療をするようにしましょう。

「不潔行為」の原因は残便感や便秘、おむつの不快感などの訴えともいわれています(P.142参照)。BPSDは**介護者に負担となる**ので早めに**専門医やケアマネジャーなどに相談できるしくみ**を作っておくことが必要です。

## おもな認知症の行動・心理症状

### 行動症状

徘徊：歩き回っているうちに自分がどこにいるのか、なぜ歩いているのかがわからなくなってしまう状態。いつもと同じ道をひたすら歩く「周徊」の場合もあります。

暴力：原因の1つは脳内の神経伝達物質の分泌の変化によると考えられています。介護者を傷つける場合もあるので、早い段階で専門職に相談しましょう。

不潔行為：排泄物を手でさわるなどの行動がみられます。排尿や排便になんらかの原因がある場合も。

ほかにも、「睡眠障害」「異食」「過食」「性行動異常」などがみられることもあります。

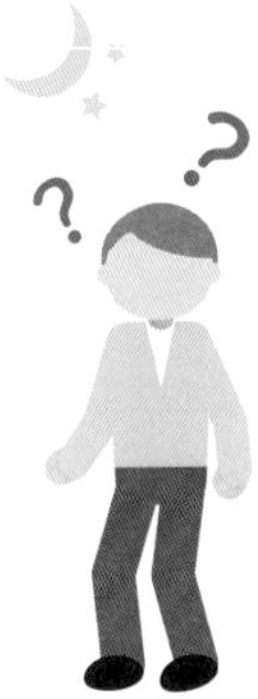

### 心理症状

アパシー：著しく自発的に行動することや意欲が低下する状態です。社会的な関係性も薄れるため、自宅に閉じこもりがちになります。

うつ：アルツハイマー型認知症の40～50%の人にみられるのが「うつ」。抑うつ気分が強くなり、死にたいと考えるようになったり、食欲低下、睡眠障害がみられます。

不安：記憶力の低下などで起こる繰り返される失敗で、今後どうなるのかという不安が襲います。

焦燥：イライラして大声で怒鳴ったり、かんしゃくを起こすなどの行動をとります。

ほかにも、「妄想」「幻覚」などの症状がみられます。

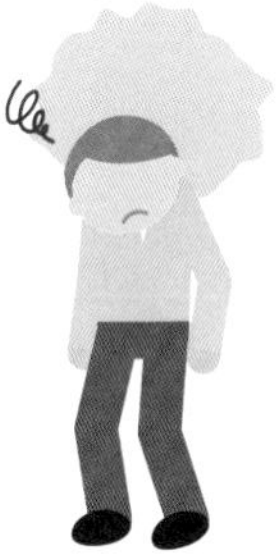

アパシー（apathy）＝ 無気力、無関心、無感動

認知症の行動・心理症状はさまざま。人間関係や家庭環境が症状を左右するといわれています。まずは認知症の人のストレスとなる要因を取り除くことが症状の緩和につながります。

# 親、配偶者が「認知症」と診断されたら①

## 一人で考え込まず、まずは専門職に相談を

認知症と診断されショックなのは本人です。**将来に不安を感じ孤独になっている本人の気持ちに寄り添い、今後をどうするか一緒に考える時間を持ちましょう。**寄り添う家族も不安や悩みでいっぱいなはずです。家族だけで辛い思いを抱え込まず、認知症に詳しい専門職や、地域で認知症の人と多く接している人に話を聞いてもらうようにしましょう。

どこへ相談していいかわからないときは、**介護についての相談窓口となっている地域包括支援センターに相談**しましょう。ここは誰が行っても無料で医療機関の紹介から介護に関すること全般について相談することができます。また、地域で相談できる場所ができれば、今後の支えにもなります。

認知症の診断を受けたからといって、病人扱いするのではなく、普段どおりの生活を送ることができるようにしましょう。食事、睡眠、運動など**医師から生活習慣で指導されたことは積極的に取り入れる**ようにし、早期に治療を開始することが重要です。すでに認知症が進行し、薬を飲み忘れてしまう症状がみられる場合は**家族が服薬管理する**ようにしましょう。

また認知症と診断された途端、外出することが不安になり自宅に閉じこもりがちになる傾向がみられることがあります。そんなときは家族が**散歩や買い物に誘って外出する機会を作る**ようにしましょう。まずは本人の不安や悩みを受け止め、ストレスなく過ごせる環境作りが必要です。

## 認知症と診断されたらまずは相談

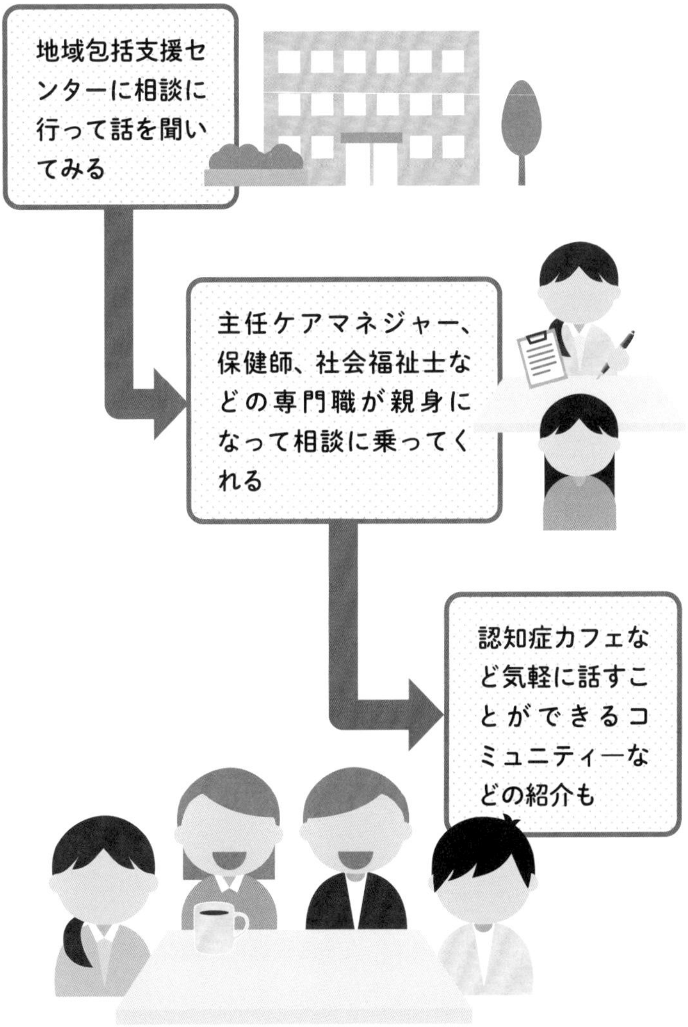

地域包括支援センターに相談に行って話を聞いてみる
主任ケアマネジャー、保健師、社会福祉士などの専門職が親身になって相談に乗ってくれる
認知症カフェなど気軽に話すことができるコミュニティーなどの紹介も


認知症と診断されると将来のことを不安視して気持ちが落ち込んだり、自宅に閉じこもりがちになる人が多いといわれています。まずは外出のきっかけとして専門職から話を聞いてみましょう。

# 親、配偶者が「認知症」と診断されたら②

## 本人に確認しておくべきこと

認知症と診断された直後は、一人暮らしができる程度の記憶力、判断力があったとしても、家族からみると「交通事故を起こさないか」「お金の管理は大丈夫か」など不安が頭をよぎるものです。そこで、認知症と診断されたら家族が確認しておくべきことを紹介していきます。

まずは運転免許証。75歳以上のドライバーが免許の更新の際に「認知症のおそれあり」という判定がでると、医師の診断を受けなければならず、そこで認知症と診断された場合は免許取り消しや停止になることになっています。しかし、**75歳未満の場合は自主返納を視野に入れて話し合う**ことが必要です。

次に必要なのが、銀行や年金口座の確認。こちらは認知症の初期の段階で**銀行口座の暗証番号がわからなくなってしまい口座が凍結されてしまう**ということもあります。家族で話し合い、お金の管理をどのようにするか明確にしておきましょう。その際は話し合ったことを必ずメモ書きするようにしましょう。ほかにも**暗証番号でロックがかかっている携帯電話やパソコン**などはどのようにするかも聞いておきましょう。

急な入院なども考えられるため、**保険証、医療証、お薬手帳、普段飲んでいる薬**なども確認しましょう。意外と忘れやすいのが**義歯（入れ歯）やメガネの置き場所**です。こちらも確認が必要となります。本人がどこに何を置いているのかは**症状が比較的軽い段階で確認しておく**ことをおすすめします。

## 本人に確認しておくべきこと

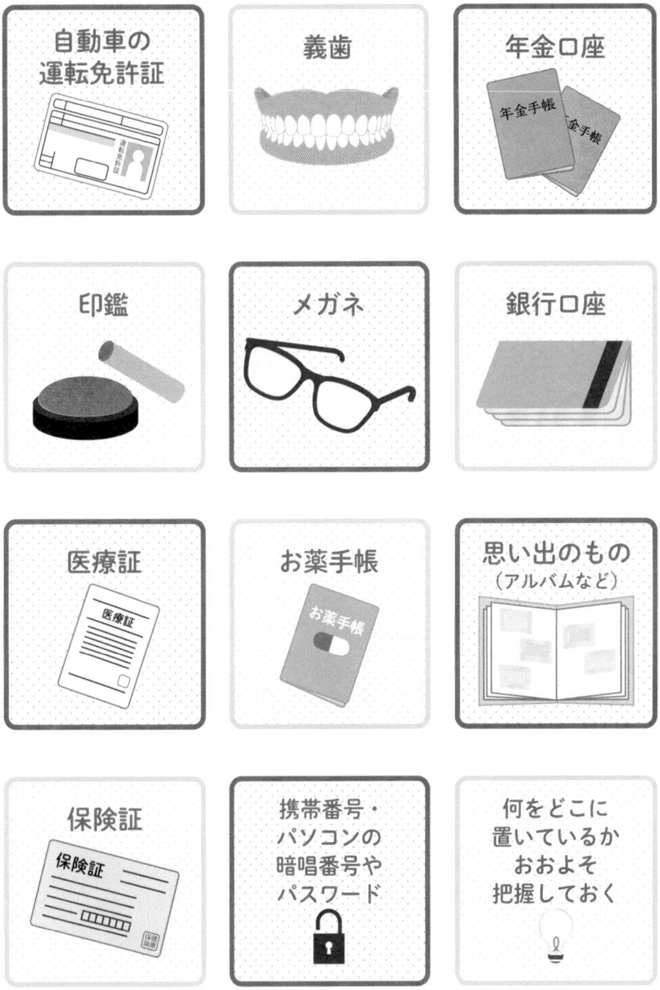
自動車の
運転免許証
義歯
年金口座
年金手帳
印鑑
メガネ
銀行口座
医療証
医療証
お薬手帳
お薬手帳
思い出のもの
(アルバムなど)
保険証
保険証
携帯番号・
パソコンの
暗唱番号や
パスワード
何をどこに
置いているか
おおよそ
把握しておく

一人暮らしの場合、何がどこに置いてあるか把握することは難しいので、認知症の診断を受けたら、確認しておくべきこと、置き場所をチェックしメモに残しておきましょう。

Column

## 認知症予備軍(軽度認知障害:MCI)は回復する例も

軽度認知障害とは、同じ年代の人と比べて明らかにもの忘れが激しいと感じているが、生活や仕事には支障がないという人のことをいいます。現在400万人以上が軽度認知障害といわれており、65歳以上の7〜8人に1人と推定されています。このような症状が現れたとき、回復することはできるのでしょうか？

まず軽度認知障害は病院の診察を受けても、ただのもの忘れと区別がつきにくいという特徴があります。認知症の原因となる脳のゴミ（アミロイドβ）がどのくらい溜まっているかをみるアミロイドPETという機器で検査すると、3人に2人は脳のゴミが溜まっているという結果が出ます。

軽度認知障害と診断されても、進行しない人もいれば回復する人もいます。認知症に進む人の割合は、1年で10%程度、5年以内で50%です。認知機能が回復する人には脳のゴミの蓄積が少ないという特徴があります。

軽度認知障害の診断を受けたら、半年から1年に1回は検査と診察を受け、進行していないかを確かめる必要があります。また軽度認知障害でも適度な運動を行い、肥満、高血圧、糖尿病、喫煙などを避ける生活することで認知症への進行を食い止められることができます。

以前よりもの忘れが多いと感じるようになったら「もの忘れ外来」や「認知症外来」などを受診して、問診、認知機能テスト、脳画像検査、血液検査などを受けましょう。現状を把握することをおすすめします。

MCI = Mild cognitive impairment

# Part 3

認知症診療のいま！

# 医療でできること

# 認知症は4つのタイプに分けられる

## アルツハイマー型認知症が全体の半分を占める

認知症の原因疾患はアルツハイマー型認知症、レビー小体型認知症、前頭側頭葉変性症、血管性認知症のおもに4つに分けられます。なかでももっとも多いのが**アルツハイマー型認知症**で認知症全体の約半数を占めます。

次に多いのが**血管性認知症**で、脳の血管障害がもとで起こる認知症の総称です。脳梗塞により脳の血管が詰まったり、脳出血で脳の血管が破れたりすることが原因で起こることから、血管の障害が取り除かれれば認知症の症状が改善する例もあります。血管性認知症は生活習慣を改善することで予防できることから近年減少傾向にあります。

3番目に多い**レビー小体型認知症**は、もともとアルツハイマー病型認知症に含まれていましたが、診断基準ができたことで発見しやすくなり、患者数も急増。現在では認知症全体の18%を占め、毎年増加する傾向がみられます。65歳未満の若年層にみられるのが、**前頭側頭型認知症**です。人格を司る前頭葉、側頭葉が萎縮し障害されることで起こると考えられています。

アルツハイマー型認知症、レビー小体型認知症、前頭側頭型認知症の3つは、**加齢による脳の神経細胞の老化**により起こるもので**変性性認知症と呼ばれ、ゆっくり進行**していきます。一方、血管性認知症は脳梗塞、脳卒中の発作が起こるたびに進行していきます。これらの4つのタイプの認知症は厳密に分けられるとは限らず、複数のタイプが併発している場合（混合型）もあります。

## ▶ 認知症は原因となる疾患で分類される

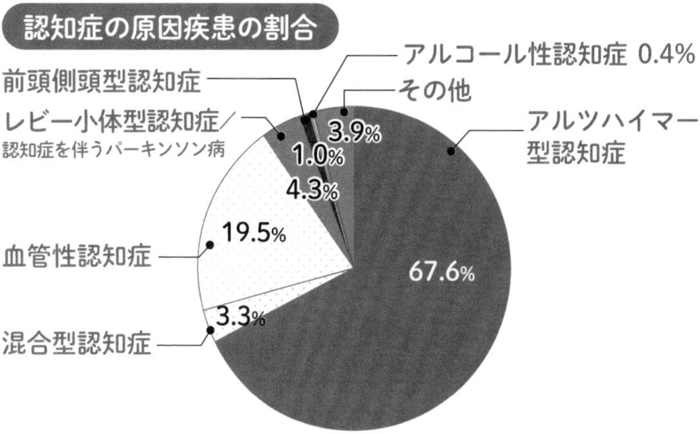


アルツハイマー型認知症が最も多く、次いで血管性認知症、レビー小体型認知症が多い(n=978)。この3つが3大認知症をいわれている。

出典：「都市部の生活における認知症有病率と認知症の生活機能障害への対応」(H25. 3 報告)

## ▶ 認知症の発症部位

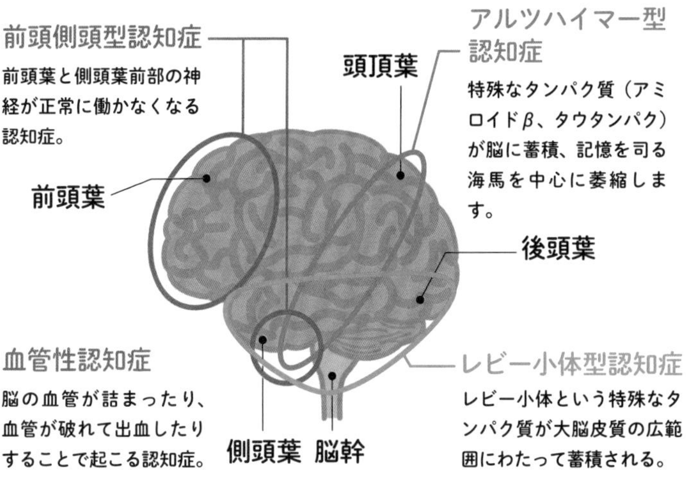

# もっとも一般的な<br>アルツハイマー型認知症

## 進行は緩やかだが日常生活が困難になることも

認知症の中でもっとも多いのがアルツハイマー型認知症です。認知症の人の半数を占めます。以前は「アルツハイマー病」と区別されていましたが、近年は認知症の１つと考えられています。

アルツハイマー型認知症は、**脳に特殊なタンパク質（アミロイドβ、タウ）が溜まり**、脳の中でも記憶を司る**海馬が萎縮する**ことによって起こると考えられています。脳の萎縮は加齢により健康な脳でも起こりますが、アルツハイマー型認知症の場合はとくに顕著に現れ、海馬、海馬傍回、扁桃体などの大脳辺縁系に多くみられます。

脳の萎縮のほかにも、大脳皮質や海馬を中心に特殊なタンパク質が蓄積してできたシミのような**老人班**や**神経原線維変化**がみられます。とくに老人班はアルツハイマー型認知症の症状が現れる10年以上も前から脳に沈着し始めるといわれています。**進行は比較的緩やかで、老人班が現れてから20年以上をかけて進行**していきます。

認知機能障害としてはすぐに忘れてしまう記憶障害、年月日の感覚が不確かになるような見当識障害、日常行為の手順がわからなくなる遂行機能障害、失認・失行・失語などが現れます。

BPSDとしては、身なりがだらしなくなったり、無気力になったり、だれかに物を盗まれたという物盗られ妄想などがみられます。発症から**10年以上が経過すると、記憶をほとんど失い肉親が誰であるかもわからなくなります**。また、紙や布などを食べてしまう異食や便をさわるなどの不潔行為がみられることもあります。

## アルツハイマー型認知症が進行すると脳が縮む

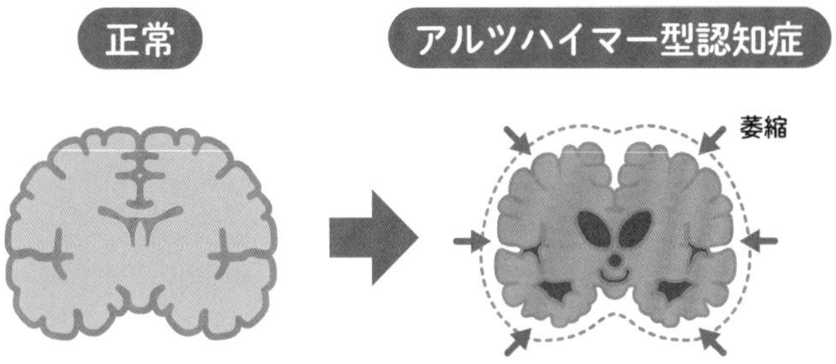


アルツハイマー型認知症は大脳皮質や海馬を中心にたくさんの特殊なタンパク質が蓄積します。記憶をつかさどる海馬のほかにも側頭葉、頭頂葉も萎縮し、人物の識別、時間や場所まで認識できなくなっていきます。

## 10年単位で進行してくアルツハイマー型認知症

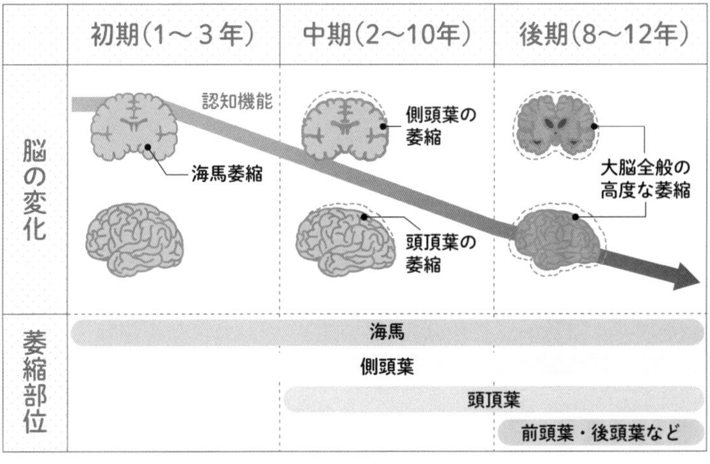


脳は10年以上の時間をかけて萎縮していきます。それに比例して認知機能も緩やかに低下していきます。初期は海馬や側頭葉が萎縮するだけですが、後期になると脳全体が萎縮し、記憶をほとんど失います。

出典：「病気が見えるVol.7 脳・神経」（メディックメディア）P.345

# 血管障害を取り除けば症状が改善することもある血管性認知症

## 発作のたびに進行し、さまざまな症状がみられるのが特徴

全認知症の中でも20～30％を占め、アルツハイマー型認知症の次に多いのが血管性認知症です。

脳の中は細胞に酸素や栄養を運ぶため、太い血管から細い血管まで無数の血管がクモの巣のように張り巡らされています。この血管が1本でも詰まったり破れたりすると、細胞に酸素や栄養を供給できなくなるため死滅、さまざまな症状が現れ始めます。**脳梗塞、脳出血、クモ膜下出血が代表的な脳血管疾患**で、それにより認知症になるのが血管性認知症です。

大きな発作をイメージしがちですが、実際には気づかないほどの脳梗塞や脳出血の小さな発作を繰り返し、認知症に発展していくと考えられています。

アルツハイマー型認知症は緩やかに進行していくのが特徴でしたが、血管性認知症では発作（梗塞や出血）が起きるたびに認知機能の低下が悪化していきます。

血管性認知症は脳の中で障害が起きている部位の機能のみが低下するので、症状がまだらに低下することから「**まだら認知症**」と呼ばれます。

特徴的な症状として、**感情を抑えることができず、突然笑ったり、怒ったり泣いたりする感情失禁**がみられます。症状は多様で言葉を正しく発音できなくなったり、食べ物が飲み込めなくなったり、歩行の幅が狭くなる症状がみられます。痛みやしびれなどの身体症状や、夜中に大声で大騒ぎするという症状もみられます。

## 血管性認知症の代表的な経過

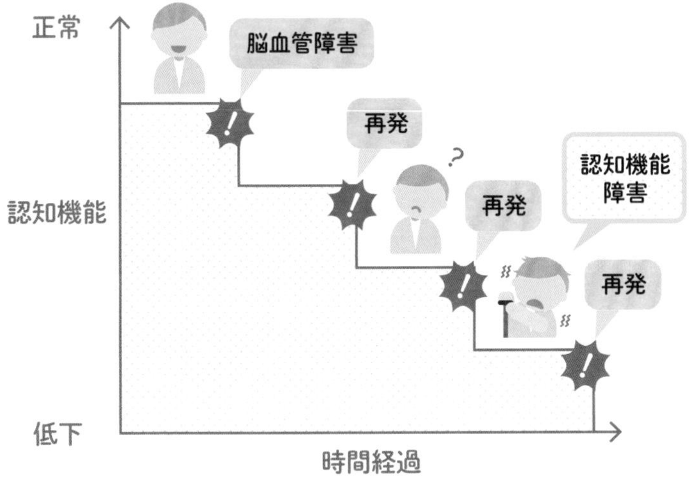


出典：「病気が見えるVol.7 脳・神経」（メディックメディア）P.348

実際には気づかないほどの小さな発作が繰り返され段階的に症状が悪化していくのが特徴です。高血圧、糖尿病などの持病がある人は特に注意が必要です。

## まだら認知症ってどんな症状？

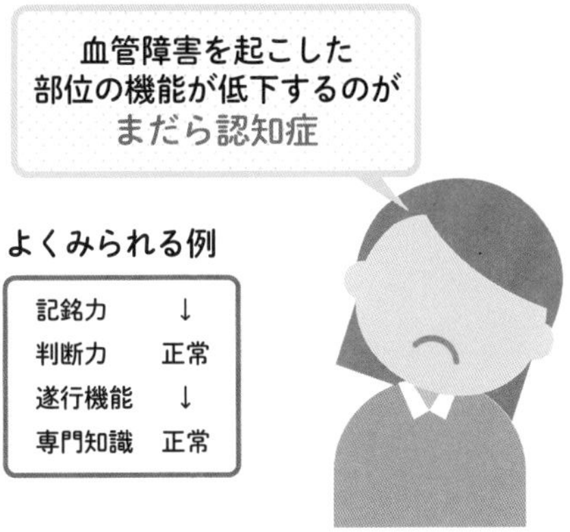


よくみられる例

| | |
|---|---|
| 記銘力 | ↓ |
| 判断力 | 正常 |
| 遂行機能 | ↓ |
| 専門知識 | 正常 |

脳の血管障害を起こしている部位にだけ機能の低下がみられます。たとえば新しいことを覚えることができないが、判断力は保たれているといった症状が“まだら認知症”にはみられます。

「病気が見えるVol.7 脳・神経」（メディックメディア）P.359をもとに改変

# パーキンソン病とよく似た症状のレビー小体型認知症

## 「幻視」というレビー小体型しかみられない症状がある

レビー小体型認知症とは、**αシヌクレインという特殊なタンパク質が大脳皮質や脳幹の神経細胞の中に蓄積**され、神経細胞が死滅して起こる認知症です。αシヌクレインが神経細胞に蓄積された様子を顕微鏡でみたものをレビー小体といいます。レビー小体ができる原因はいまだにわかっていません。

通常、高齢者に起きることが多いですが、まれに30～40歳代の若い人にも発症することがあります。この場合、パーキンソン病の症状のように動作が緩慢になったり、姿勢が保てず歩行がうまくできなくなることがあります。そのためパーキンソン病に間違われることがあります。

レビー小体型認知症とパーキンソン病は症状（**パーキンソニズム**）は共通していますが、原因となるレビー小体の蓄積場所が異なります。レビー小体型認知症では大脳皮質など広い範囲に、パーキンソン病では脳幹だけにレビー小体の蓄積がみられます。

**3大症状として現れるのが「認知の変動」「幻視」「パーキンソニズム」**です。症状の現れ方には個人差があります。

記憶障害はアルツハイマー型認知症より軽いといわれていますが、「認知の変動」といって、注意、遂行機能、視空間認知などの認知機能が、日によってあるいは1日の中でも悪くなったりよくなったりと変わるという特徴があります。

また「幻視」が起こる傾向があります。子どもや小動物や虫などが現れるようなリアルな幻視が繰り返されます。

## レビー小体型認知症とは

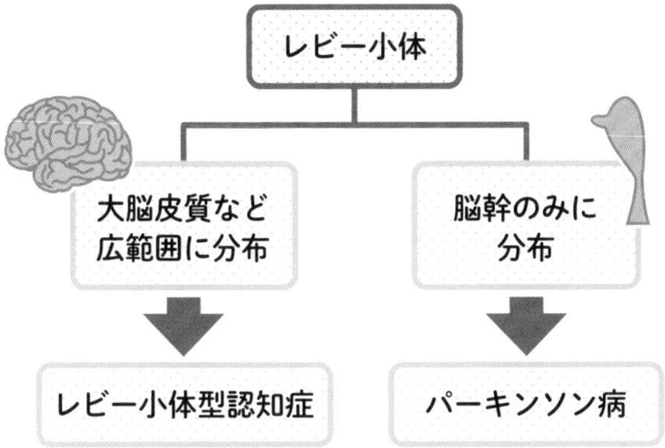


レビー小体型認知症は大脳皮質の広範囲に、パーキンソン病は脳幹のみにレビー小体が蓄積します。両者の特徴はパーキンソニズムが出現することです。

「病気が見えるVol.7 脳・神経」（メディックメディア）P.350をもとに改変

## レビー小体型認知症の3大症状

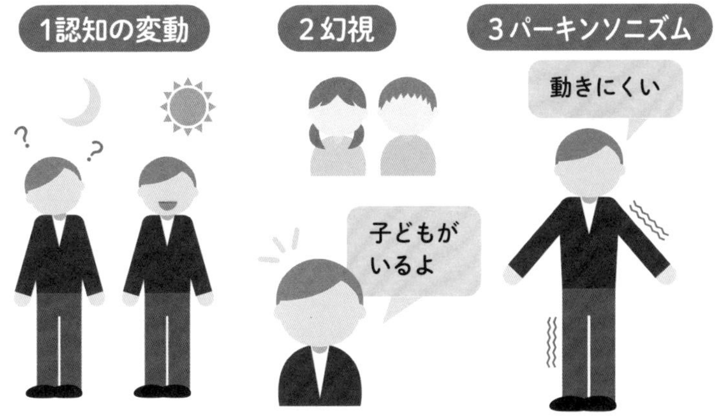


認知の機能は日によってあるいは1日のうちで変動します。

子どもや小動物、虫などいるはずのないものがリアルに現れます。

筋固縮、無動、姿勢反射障害、安静時振戦といった症状が現れます。

# 人格の変化や異常行動がみられる前頭側頭型認知症

## 前頭側頭型認知症の約95%はピック病

人間らしさを司る部位である前頭葉が障害されることにより起こるのが前頭側頭型認知症です。**前頭葉の障害は理性の変化、行動や意欲の異常、計画性の消失**がみられます。これらの機能が低下とともに行動障害や言語障害を引き起こします。

この前頭側頭型認知症のなかでも約95%を占めるのが**ピック病**です。ピック病はアルツハイマー型認知症とは違い老人班や神経原線維変化はほとんどみられません。

神経細胞の中にピック球（ピック小体）と呼ばれる特殊なタンパク質の蓄積がみられ、前頭葉や側頭葉が萎縮し始めます。発症する年齢が40〜50歳代と若いのも特徴の1つです。

前頭葉のコントロールがきかなくなるため、初期の頃から**身だしなみが乱れる、性的に奔放になる、万引きをする**などの行動がみられるようになります。質問しても「わからない」と答えたり、診察をしていても診察室から勝手に出て行ってしまうなどの行動がみられることもあります。これらの行動は前頭側頭型認知症特有の症状で「わが道を行く行動」と呼ばれています。

中期には**大量に食べ続けたり、暴力的な行動**が出現、この頃から**同じ行動や言葉を何度も繰り返す**ことが多くなります。

さらに末期になるとほとんど行動しない**無動**や誰とも話さない**無言**が目立ち始め、1日中、布団の中で過ごすような寝たきり状態になります。食欲も低下し、衰弱死するケースも。このころには記憶もほとんどなくなっています。

## 前頭側頭型認知症とは

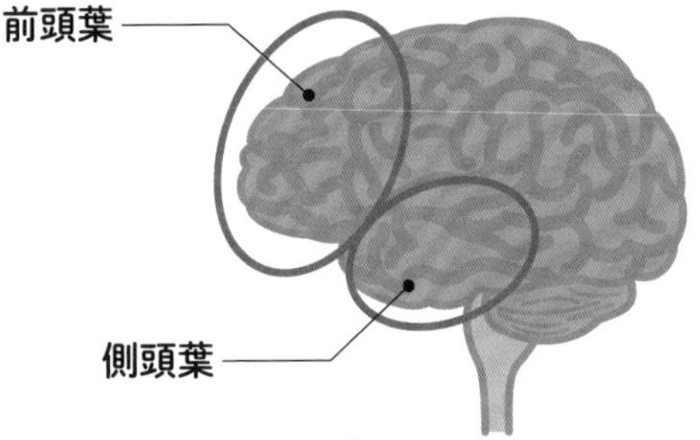


前頭葉と側頭葉の全体に萎縮がみられるのが前頭側頭型認知症。その中でも約95％がピック病といわれています。40〜50代で発症する人もいます。

## 前頭側頭型認知症の経過

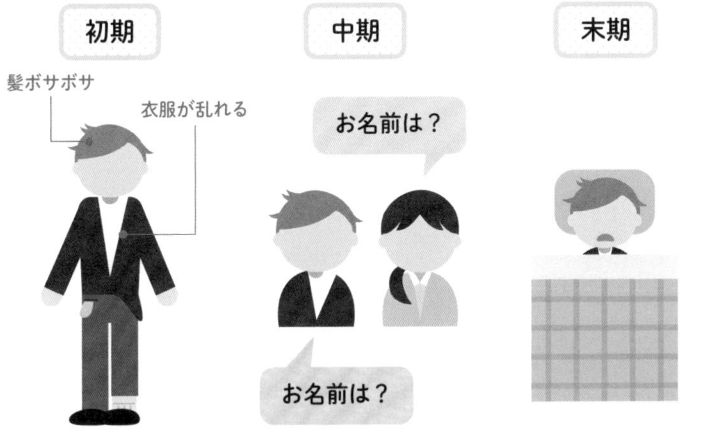


初期は人格の変化と万引きや無銭飲食のような反社会的な行動が目立ちます。診察を受けていても途中で勝手に立ち去るような行動がみられます。

中期になると相手の言葉をオウム返しにしたり、同じ言葉を何度も繰り返すような言語障害が現れます。自発性も著しく低下します。

末期になるとほとんど行動しなくなり、言葉も発しなくなります。食欲も低下し体重も減少、老衰死と同じような状態になります。

# ほかの病気と間違われて発見が遅れやすい若年性認知症

## 65歳以下で発症した認知症は若年性認知症と呼ばれる

認知症というと高齢者に限った病気と思われがちですが、20代や30代で発症するケースもあります。このように**65歳未満で発症した認知症を総称して若年性認知症**といいます。

若年性認知症は働き盛りの世代に起こるため、「何かおかしい」と体に変化を感じていても認知症と疑うことがほとんどなく、ほかの病気と診断されたり、診断がつかないままの状態で、治療が遅れてしまうケースが多くみられます。

また社会的にも家族の中でも現役世代であるため、働けなくなることで家族が経済的に厳しい状況に置かれたり、配偶者への介護の負担が増えたり、子どもへの心理的影響が出たり……と高齢者とは違った問題を抱えることになります。

**企業や医療の現場でも認識が不足している**ため、充分なサポートや制度を受けられないというのが現状です。認知症の人が集まる場所へ行っても1人だけ若いため孤立し、参加しにくいこともあるため、まずは右ページの相談窓口へ相談しましょう。

**平均の発症年齢は51歳くらい**。また高齢者の認知症は女性に多いですが、若年性認知症は**男性に多く**みられます。

実際に体の変化を感じて病院を受診しても、男性の場合はうつやストレス、女性の場合は更年期症状などと診断されることがあります。症状が進行してから認知症が発覚するケースが多く、本人や家族の気づきが重要です。何かおかしいと感じたときはかかりつけ医や認知症専門医に相談しましょう。

## 若年性認知症の具体的なチェックポイント

もの忘れがひどくなるほかにも行動や表情、会話などに変化が現れることも。まずは以下のチェックポイントがあてはまるかどうか確かめてみましょう。

### 具体的なチェックポイント

- ☑ 同じことを何度も聞く
- ☑ 伝言したことがうまく伝わらない
- ☑ 電車・バスで乗る駅や降りる駅がわからない
- ☑ よく知っている道なのに迷ってしまう
- ☑ 通帳、印鑑、財布などをよく失くし、家族が盗んだという
- ☑ いつも同じ服を着て着替えたがらない
- ☑ 家電製品の使い方がわからない
- ☑ テレビや新聞を見なくなる、関心がなくなる
- ☑ 風呂に入りたがらない
- ☑ 好きだった趣味の活動をしなくなる
- ☑ 鍋を焦がす、ガスの火を消し忘れる、水道の水を出しっぱなしにする
- ☑ 外出したがらない

出典：全国若年性認知症支援センター
http://y-ninchisyotel.net/about/moshikashite.html



## 若年性認知症の人を支える相談窓口

### 若年認知症サポートセンター

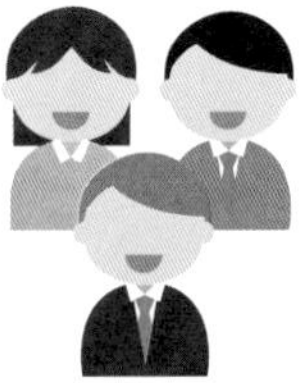

若年認知症の人と家族へのサポート活動を推進しています。
http://jn-support.com/

### 公益社団法人　認知症の人と家族の会

全国に支部があり、電話相談や交流会などを行っています。
http://www.alzheimer.or.jp/

### 地域包括支援センター

地域で安心して暮らしていくための総合的な生活支援の窓口となる地域機関です。居住する市区町村の介護保険の担当窓口で、近くの機関を紹介しています。

# 認知症の治療は大きく2つに分けられる

## いまの生活を少しでも長く続けられるように

かつて認知症は治療法がない病として考えられていましたが、いまでは効果が期待できる治療薬が増え、選択肢が広がっています。

一方、薬だけでなく、運動や音楽活動など、さまざまな方法で人と交わることで脳を活性化する非薬物療法も効果をもたらしています。認知症の治療は、**薬物療法と非薬物療法**の両輪で進めることが現在の主流です。

認知症を食い止める手立てはないといわれていた1999年に世界初の「認知症治療薬」として認可されたのがアリセプト（一般名：ドネペジル）です。記憶力の低下など、認知機能障害を抑える作用があり、画期的な薬として治療に取り入れられてきました。

その後、アリセプト1剤のみの時代が続いていましたが、2011年にレミニール（一般名：ガランタン）とリバスタッチパッチ（一般名：リバスチグミン）、メマリー（一般名：メマンチン）が加わりました。治療薬の選択肢は昔から比べると格段に増えてきていますが、決定的な治療薬がないのが現状です。

薬物療法で効果が得られ症状が改善した場合、その状態を**持続するのに欠かせないのが非薬物療法**です。人と接しコミュニケーションをとったり、運動して体を動かすことで脳が活性化されます。非薬物療法により本人の「～したい」という意欲が高まると、脳の前頭前野という認知を司る部位の働きが高まります。非薬物療法は音楽、絵画、運動などさまざまな方法があるので、好きなことをみつけて楽しむ時間を作ることが脳の活性化につながります。

## ▶ 認知症の治療は薬物療法と非薬物療法の2つ

### 薬物療法

認知症の進行を緩やかにするため、認知症治療薬を使います。また認知症の行動・心理症状（BPSD）を和らげるため抗精神病薬、抗うつ薬や、漢方薬などを使うこともあります。

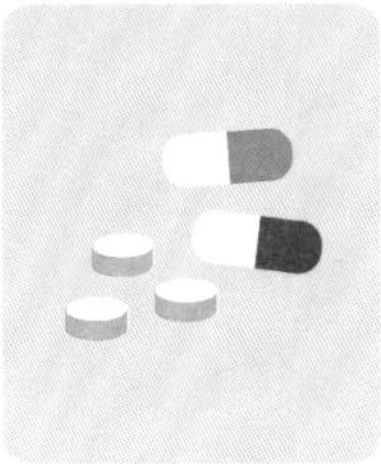

認知症治療薬

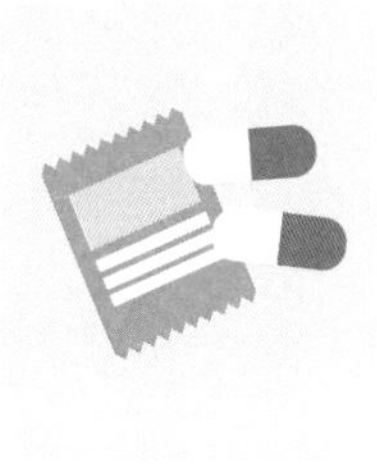

向精神薬

漢方薬

### 非薬物療法

薬物療法である程度症状が改善したら、その状態を維持するために音楽、運動療法や楽しかった昔の話を語る回想法で脳を活性化していきます。

音楽療法

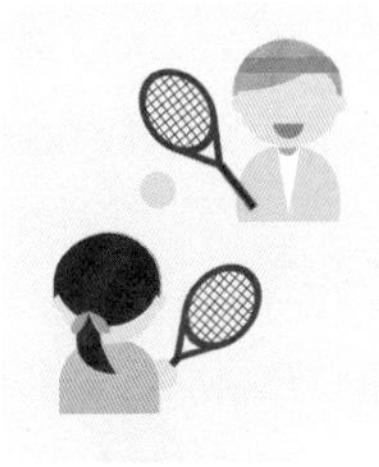

運動療法

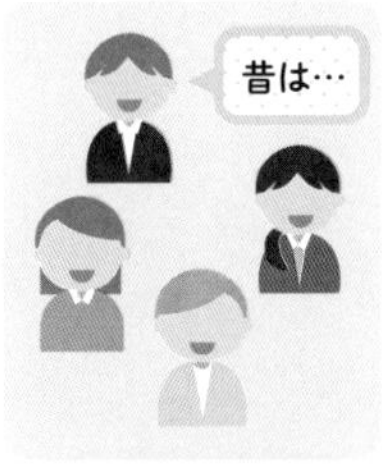


回想法

# 認知症治療薬としてはじめて認可されたアリセプト

## 一時的に症状は改善されるが進行は止められない

認知症治療薬として初めて認可された**アリセプト（一般名：ドネペジル）**の効果はどのようなものでしょうか。認知症になると脳内のさまざまな変化で神経伝達物質であるアセチルコリンが減少する傾向がみられます。このアセチルコリンは記憶にかかわる物質のため、認知症の記憶障害に影響しています。

アリセプトの具体的な作用としては、脳内の**アセチルコチンコリンを分解する酵素（アセチルコリンエステラーゼ）を抑える**ことで、アセチルコリンを増やし、**神経伝達の働きを助けます。**

しかし、アルツハイマー型認知症の場合、病状の進行とともにアセチルコリンの分泌が低下するためアリセプトの効果も低くなると考えられています。

アリセプトはアルツハイマー型認知症の進行そのものを止める薬ではありません。認知症のどの時期でも使用できますが、一時的に記憶障害などの症状を改善するもので、効果は短くて1カ月、長くても約2年といわれています。現在、**発売から10年以上が経過したため、ジェネリック（後発薬）の使用も可能**になっています。また、アリセプトはレビー小体型認知症の認知機能障害の症状や進行を抑える働きがあります。

**副作用は比較的少ない**ですが、**食欲減退や吐き気、嘔吐、下痢**などを起こすこともあります。ほかに体の動きが悪くなったり、不整脈や喘息の悪化がみられることもあるため、副作用がみられる場合は主治医の先生に相談しましょう。

## アリセプトの効果

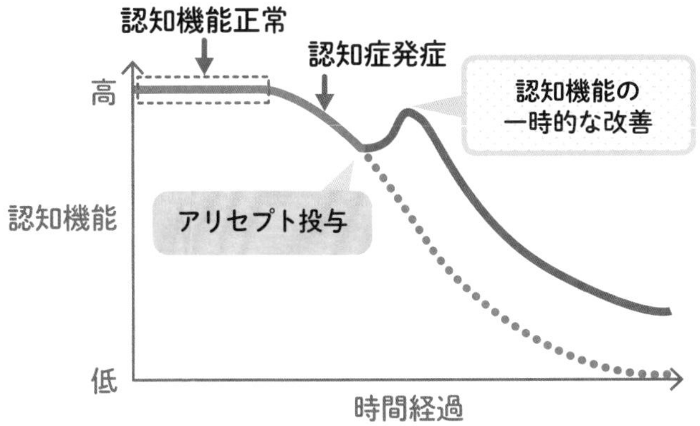


アリセプトはアルツハイマー型認知症の治療薬として使われています。認知症の進行を止めることはできませんが、症状の進行を一時的に遅らせることはできます。

「病気が見えるVol.7 脳・神経」（メディックメディア）P.347をもとに改変

## アリセプトが作用する仕組み

### アルツハイマー型認知症では…

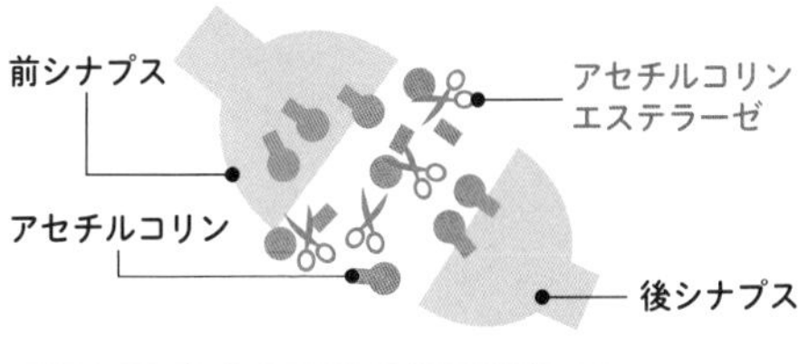


### アリセプトを投与すると…

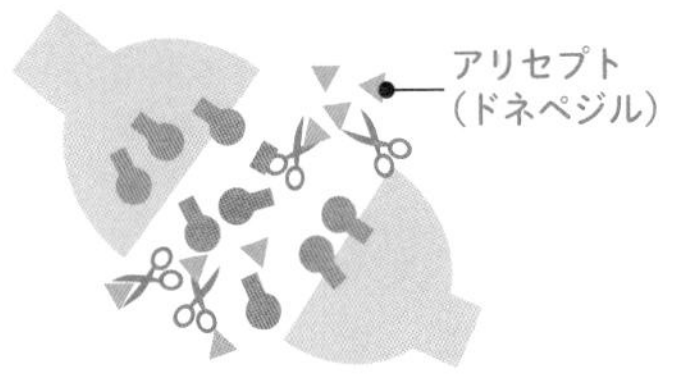


アルツハイマー型認知症の場合、神経伝達物質であるアセチルコチンがアセチルコリンエステラーゼによって分解されてしまうことで認知障害が現れます。アリセプトはアセチルコリンエステラーゼを阻害する働きがあるため、神経伝達の働きを助けることができます。

# アルツハイマー型認知症に使われる3つの薬

## 2011年以降、認知症の新薬は開発されていない

アリセプト（一般名：ドネペジル）が認可されてから、認知症治療薬の現場はアリセプトのみでしたが、2011年に新たにレミニール（一般名：ガランタミン）、イクセロンパッチ・リバスタッチパッチ（リバスチグミン）、メマリー（メマンチン）が認知症治療薬として加わりました。

1つ目の**レミニール（ガランタミン）**は、アリセプトと同じく神経伝達物質のアセチルコリンを分解する酵素を阻害するアセチルコリンエステラーゼ阻害薬です。軽度から中程度のアルツハイマー型認知症の進行を抑え、記憶障害や見当識障害の症状を抑える働きをします。吐き気や嘔吐などの副作用が数多く報告されているため、副作用が現れた場合は主治医に相談することが必要です。

2つ目の**イクセロン・リバスタッチ（リバスチグミン）**もアセチルコリンエステラーゼ阻害薬。パッチという名前のとおり、飲み薬ではなくは貼り薬です。皮膚が弱くすぐに赤みやかゆみの症状が出る人は事前に主治医に相談しておきましょう。

3つ目の**メマリー（メマンチン）**は作用する仕組みが異なり、脳の神経細胞を興奮させるグルタミン酸の働きを抑えて認知機能を回復させる作用があります。アルツハイマー型認知症でみられる物盗られ妄想や興奮の症状にも効果がある場合があります。

ほかにも認知症の症状として現れる妄想や興奮に作用する薬として、**抗精神病薬、抗うつ薬、抗不安薬、睡眠導入剤などの向精神薬**が処方されています。

## 4つの薬剤の比較

認知症に治療に使われるのは日本ではこの4種類の薬です。症状や腎機能、肝機能、服薬管理の状況に応じて薬は処方されます。

| | アリセプト（ドネペジル） | イクセロン、リバスタッチ（リバスチグミン） | レミニール（ガランタミン） | メマリー（メマンチン） |
|---|---|---|---|---|
| 作用機序 | アセチルコリンエステラーゼ阻害 | アセチルコリンエステラーゼおよびブチルコリンエステラーゼ阻害 | アセチルコリンエステラーゼ阻害およびニコチン性アセチルコリン受容体へのAPL作用 | NMDA受容体チャネル阻害 |
| 適応型 | ・軽度～高度のアルツハイマー型認知症<br>・レビー小体型認知症 | 軽度および中等度のアルツハイマー型認知症 | 軽度および中等度のアルツハイマー型認知症 | 中等度および高度のアルツハイマー型認知症 |
| 剤型 | ・錠　・細粒<br>・口腔内崩壊錠<br>・内用ゼリー | ・パッチ剤 | ・錠<br>・口腔内崩壊錠<br>・内用液 | ・錠 |

「ぜんぶわかる認知症の事典」（成美堂出版）P.125をもとに改変

## 4つの薬剤が作用する症状

・アリセプト
・イクセロン、リバスタッチ
・レミニール
・メマリー

4つの認知症治療薬は認知症の記憶障害、見当識障害など認知機能障害の進行を緩やかにする働きがあります。

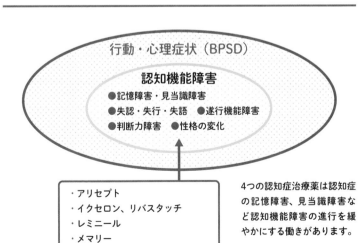

# 認知症治療薬として漢方も注目されている

## 漢方薬にも副作用はある

根本的な治療法がない認知症の行動・心理症状に対しては、抗精神病薬、抗うつ薬、抗不安薬などの治療薬が多く使用されてきました。しかし、抗精神病薬のなかには行動や思考をすべて鈍らせてしまう作用があり内服することを躊躇する人もいます。それに比べて**漢方薬は抑えたい症状だけ改善**してくれるため、**認知症の人に受け入れられやすい**という特徴があります。

漢方薬は認知症の根本的な治療薬にはなりません。ですが、行動・心理症状の幻覚、妄想、不安などには効果があるといわれています。また漢方薬は認知症の治療において広く認められているものではないため、認知症の漢方薬治療に詳しい医師が少ないというのも現状です。

現在、当帰芍薬散（とうきしゃくやくさん）、八味地黄丸（はちみじおうがん）、釣藤散（ちょうとうさん）、抑肝散（よくかんさん）、抑肝散加陳皮半夏（よくかんさんかちんぴはんげ）などが一般的なものとして使われています。

この中でも**抑肝散は脳の興奮状態を鎮めてイライラや怒りっぽさを改善する**作用があるため使われることが多い漢方薬の1つです。**当帰芍薬散、釣藤散、抑肝散加陳皮半夏には不眠、興奮、焦燥感などの認知症の行動・心理症状を改善する**効果があります。これらの漢方薬は落ち着いた日常を取り戻す手助けをしてくれます。

漢方薬だからといって副作用がまったくないわけではありません。また西洋薬のような即効性も期待できません。漢方薬は西洋薬よりも苦みが強く、顆粒で量が多い傾向があるため認知症の人が服用を嫌がる傾向もみられます。

## 漢方薬と西洋薬の違い

漢方薬には即効性はありませんが、それぞれの体質に合わせて処方できたり、体の治癒力を高めることができるため認知症の高齢者が受け入れやすい薬です。

| 漢方薬 | | 西洋薬 |
|---|---|---|
| 体質に応じて処方 | ⟷ | 病名・診断名に対して処方 |
| 体の治癒力を高める働き | ⟷ | 症状を抑える働き |
| 効くまでに時間がかかる | ⟷ | すぐに効くことが多い |
| 長期的に使用 | ⟷ | 集中的に治療するために使用 |

「認知症ぜんぶ図解」（三宅貴夫著　メディカ出版）P.77をもとに改変

## 認知症の治療に使われる漢方薬

釣藤散と抑肝散は比較的処方される機会が多い漢方薬です。漢方薬でも副作用はあるため必ず用法容量を守り飲むようにしましょう。

| | 一般的な効果 | 認知症に対する効果 | 主な副作用 |
|---|---|---|---|
| 当帰芍薬散 | 体力低下、冷え性、疲れ、頭痛、めまい、肩こり、血行不良、痛み | アルツハイマー型認知症、血管性認知症で記憶障害、見当識障害、不眠が改善するという報告も | 食欲不振、吐き気、下痢、発疹など |
| 八味地黄丸 | 【中高年に対して】疲れ、手足の冷え、ほてり、腰痛 | 中程度の認知症では、認知機能の改善、日常生活動作や脳血流の改善がみられる報告も | 吐き気、食欲低下、浮腫、血圧上昇など |
| 釣藤散 | 【中高年に対して】慢性的な頭痛、めまい、肩こり、のぼせ、不眠、神経症 | 昼夜逆転がみられ気持ちが不安定症状に有効、認知機能が改善するという報告も | 吐き気、食欲低下、浮腫、血圧上昇など |
| 抑肝散 | 【虚弱体質に対し】神経過敏、焦燥感、不眠 | 妄想、暴力などに有効という報告も | 浮腫、血圧の上昇など |
| 抑肝散加陳皮半夏 | 神経の高ぶり、筋肉のこわばり、吐き気、食欲不振 | 興奮を抑え、脳血液の循環をよくするとの報告も | 吐き気、下痢など |

出典：「認知症ぜんぶ図解」（三宅貴夫著　メディカ出版）P.79

# 前頭前野の働きを活性化する非薬物療法

## 多くの認知症の人におすすめなのが回想法

薬の効果が出てきたら**認知機能を少しでも高い状態で保つため**に行ったり、**薬物の効果が低くなってから**でも治療として取り入れられているのが**非薬物療法**です。薬を使わない治療の総称です。

非薬物療法も認知機能だけでなく、行動や心理的な症状などを改善し日常生活の状態を維持するために行われます。

なぜこのような療法が実践されているかというと、他人とコミュニケーションをとったり、手先を動かしたり、運動をしたり、昔のことを思い出そうとすることで脳の中で前頭前野の働きが活発になるからです。前頭前野の働きがよくなることでやる気が出たり、もっと知りたいという欲求が生まれ、興味の範囲が広がります。

しかし、非薬物療法の科学的な効果は証明されていないのが現状でもあります。

一般的な非薬物療法として多くの病院や施設で行われているのが**回想法**。認知症の人は最近のことはよく覚えていなくても、昔のことはよく記憶しているという特性があります。その特性を生かし、昔のことを話してもらい、**ほかの人に共感してもらうことで認知症により失いかけた自信を取り戻す**ことで、精神的安定にもつながるといわれています。昔の写真や新聞を材料に話題を作ると話がより発展しやすく、参加した人々の興味が増します。

回想法を行ううえで注意しなければいけないのは、**つらい思い出や本人が思い出したくないエピソードは避ける**ようにするのがポイントです。

## 非薬物療法は前頭前野に作用する

**前頭前野**

判断力、思考力、想像力、コミュニケーション力などを司るのが前頭前野。非薬物療法により活性化することで意欲の向上などが期待できるといわれています。

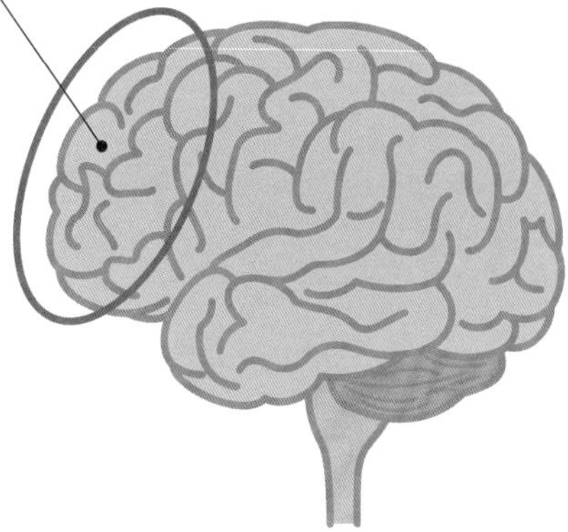



## 一般的な回想法のやり方

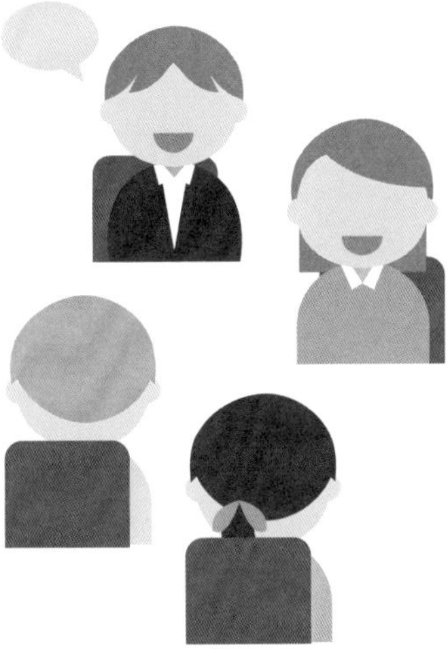

**気をつけること**

- プライバシーを守る。
- 新聞や写真など話題が膨らむものを用意する。
- 本人が思い出したくない話題には触れない。
- 参加した人は気持ちよく終われるように配慮する。

↓

**昔の楽しかった思い出を話し、仲間と共有する**

# 認知症の人の興味があることが非薬物療法になる

## 数百種類以上ある非薬物療法

非薬物療法には認知症の人の趣味や興味に合わせてさまざまなものがあります。施設や病院で多く取り入れられているものを紹介していきます。

**音楽療法**：音楽を聞くだけでなく、歌ったり、楽器を演奏したりする取り組みがされています。昔、流行った歌であれば歌えたり、また**若い頃に演奏していたことのある楽器を楽譜を見ずに演奏する**という姿がみられることもあります。

**リアリティー・オリエンテーション**：今日の**日付、季節、時間、場所、スタッフの名前などをまず共有する**ことで見当識障害を解消します。

**動物療法**：危害を加えない犬などを連れてきて認知症の人との交流を図ります。動物が嫌いな人には行わないこと、また**感染症に注意する**ことが必要です。

**化粧療法**：対象者は女性に限られますが、化粧をすることで、過去の自分を思い出したり、気分転換を図ります。普段、化粧をすることがない分、**化粧した自分の顔を見ることで気持ちが華やいで、表情が明るく**なります。異食の症状が見られる場合、化粧品を口に入れてしまう可能性もあるので見守りが必要です。

**園芸療法**：畑や庭などで花や野菜などを育てます。植物が成長する様子を見ることで育てる喜びや生きがいを感じることができます。また、**土や植物に触れたり、外出することは脳への刺激**にもつながります。異食がある人は土や植物を口に入れないように注意しながら行いましょう。

## さまざまな非薬物療法

非薬物療法で大切なのは認知症の人がやってみて楽しいと感じ、もっとやりたいという気持ちになること。本人の意志を確認してから行うようにしましょう。

**昔の話**
↓
**回想法**

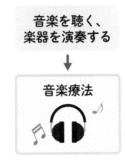

**音楽を聴く、楽器を演奏する**
↓
**音楽療法**

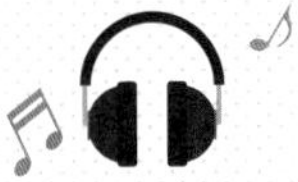

**動物に触れる**
↓
**動物療法**

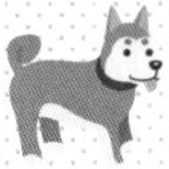

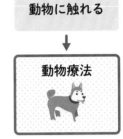

**化粧をする**
↓
**化粧療法**

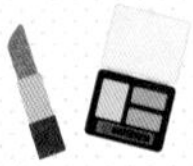

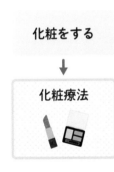

**植物を育てる**
↓
**園芸療法**

**絵を描く、作品を作る**
↓
**芸術療法**

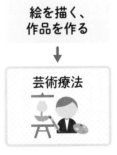

**アロマを焚いて癒やされる**
↓
**アロマテラピー**

**筋トレやリズムに合わせて体を動かす**
↓
**運動療法**

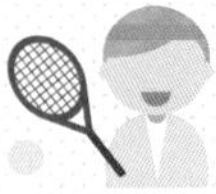

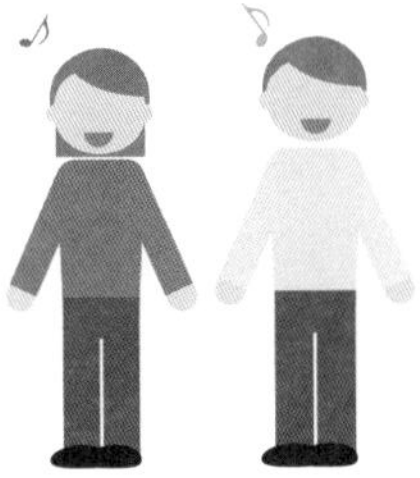

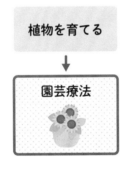

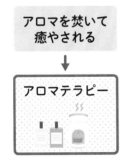

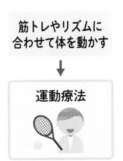

# 人間らしさを尊重する認知症療法 ユマニチュードとは

## フランスで生まれた認知症ケアの技法

「ユマニチュード」という認知症のケア方法が注目されています。**ユマニチュード（Humanitude）とはフランス語で「人間らしさ」という意味をもつ造語**です。フランス人の体育学の専門家イヴ・ジネストと心理学者のロゼット・マレスコッティが開発した認知症の人のためのケアの技法です。

当時、介護者は認知症の人の身の周りの世話をなんでもやってあげることがあたりまえになっていましたが、2人はその状況に違和感を覚えていました。自力で食べられるのに食事を口まで運んだり、歩くことができるのに車椅子で移動したり……。2人は本来、認知症の人が持っている能力を生活の中で使ってもらうことで維持し、向上できるケア方法を研究しました。

ユマニチュードではケアを行う人はつねに認知症の人に対して「あなたは大切な存在です」というメッセージを伝えます。その際につねに**「見る」「話す」「触れる」「立つ」という人間の4つの特性に働きかけていく**のがこのケアの特徴です。

たとえば、ケアする側は自分の存在を認知症の人に認識してもらうため、目の前にいることを言葉や態度で伝えます。もしもこのとき反応がなかったとしても、認識してもらうためのコミュニケーションを続けていきます。このような取り組みを続けることで、人に話そうとしなかった認知症の人がコミュニケーションをとるようになったり、表情が乏しかった人の表情が豊かになったり変化がみられるようになっていきます。

## ユマニチュードの「4つの柱」

「あなたを大切に思っている」という気持ちを相手に伝えるためにユマニチュードで行っている4つの技術を紹介していきます。

### 「見る」

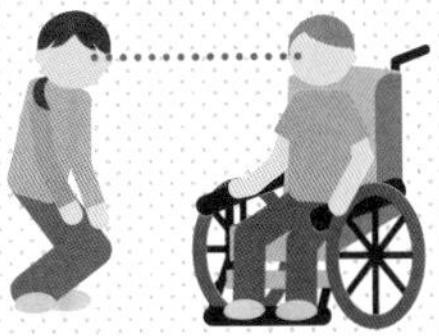

同じ目の高さで見ることで「平等な存在であること」、近くから見ることで「親しい関係であること」、正面から見ることで「相手に対して正直であること」を相手に伝えます。

### 「話す」

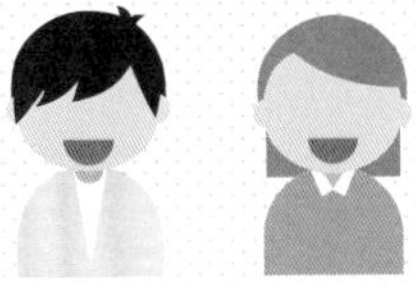

低めの声で話しかけるのは「安定した関係」を、大き過ぎない声は「穏やかな状況」を、前向きな言葉を選ぶことで「心地よい状態」を実現し、相手を安心させることができます。

### 「触れる」

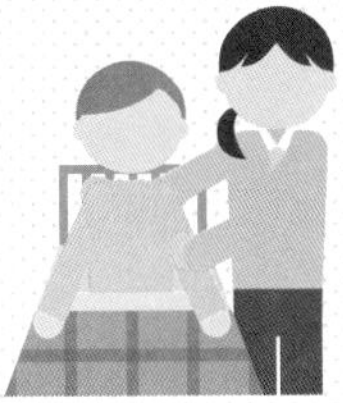

「広い面積で触れる」、「つかまない」、「ゆっくりと手を動かす」ことを心がけて触れると優しさを伝えることができます。

### 「立つ」

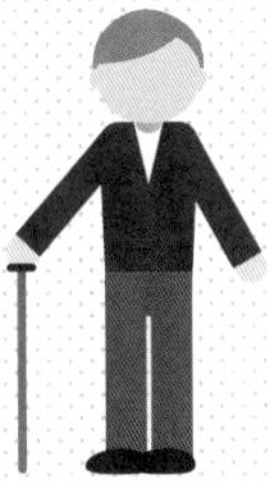

1日合計20分立つ時間を作れば立つ能力は保たれ、寝たきりになることを防げるとジネストは提唱しています。

日本ユマニチュード学会「ユマニチュードとは」をもとに作成
https://jhuma.org/humanitude/

Column

## 人間だけでない飼い主を悩ませる<br>ペットの認知症

認知症は人間だけの病気ではありません。人間と生活をともにする犬や猫などのペットたちも認知症が起こることがわかっています。ペットの認知症はここ20年ほどで明らかになってきました。これはペットたちの平均寿命が延びたことにより起こっていると考えられます。

犬の場合、早いと10歳頃から認知症の症状がみられるようになり、13歳くらいから急増、15～17歳まで増加していきます。犬の種類も関係しており、大型犬だと8歳過ぎ、小型犬だと10歳過ぎから予防が必要となることがわかっています。初期は名前を呼んでも反応が鈍い、食欲低下などの症状がみられ、認知症が進むと夜中に泣き続ける夜鳴きがみられます。同じ場所をぐるぐると回る行動が出たり、いままで決まった場所でしていた排泄ができなくなり、オムツをしなければならない状況になります。

猫の場合、15歳くらいで兆候が現われ、18歳で認知症の症状がはっきりとみられるようになります。猫の症状も犬と同様で、わけもなく鳴いたり、徘徊、排泄の失敗などが起こります。ほかにも同じ場所をなめたり噛んだりする自傷行為や攻撃性が出ることもあります。また食欲が旺盛になったり、寝てばかりいるような症状もみられます。

犬、猫ともに認知症の症状が出現した場合は、かかりつけの獣医に相談しましょう。症状の緩和にサプリメントの処方や動物の介護について相談に乗ってくれます。犬や猫の場合も人間と同様、根本的な治療方法はみつかっていません。

# Part 4

生活で変える！

# 認知症の予防、症状の軽減

# 耳・目・歯の能力維持が認知症の予防につながる

## 専門医のチェックを1年に1回受けよう

脳の機能が低下する認知症。その脳の機能が低下する原因となるのが、実は聞こえづらさ、見えづらさ、噛みにくさにもあることを知っていますか。どれも高齢になれば起こる体の変化ですが、放っておくと認知症の原因になるといわれています。

年を取ると耳が遠くなるのはあたりまえと諦めてしまいがちです。しかし、**聴力の低下は認知機能の低下につながる**ことがわかっています。耳でとらえた音は電気信号となって脳に刺激を与えます。それだけでなく、脳は音を情報として分析し、喜んだり悲しんだりすることで活性化するのです。聞こえづらさを感じたら我慢せず「補聴器専門医」に相談するとよいでしょう。

**80代ではほぼ全員が発症するという白内障も認知機能の低下につながります。**人間は脳に入ってくる情報の80%以上が目からだといわれています。聴力と同じく、視力の低下も目からの情報が届かなくなることで、脳の働きが低下します。転倒やケガを怖れて自宅に閉じこもりがちになり、活動量も低下します。人と話す機会も減り、脳への刺激がない生活が続くことになります。

最後は噛む力です。**噛む筋肉を使うことは脳への直接の刺激になります。**また食べ物を噛み砕き、ゴクンと飲み込みまでには歯や舌などが連動して複雑な動きをします。歯を失うとこういった機能も衰えて1.9倍も認知症になりやすいといわれています。

耳・目・歯のどの力が衰えても認知症のリスクは高まります。まずはそれぞれの専門医を受診しましょう。

## 目・耳・歯を健康に維持することが認知症予防に

### 耳

年齢別難聴者の割合

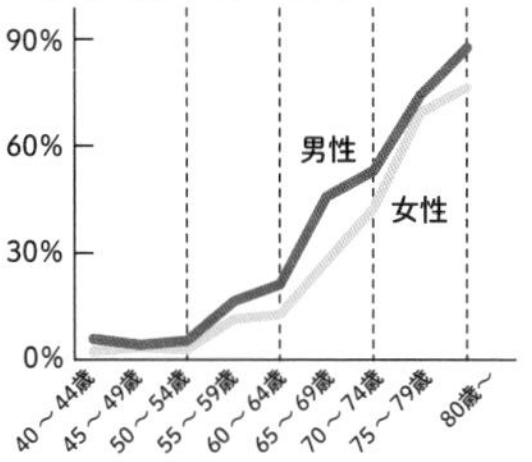


出典：「全国高齢難聴者数推計と10年後の年齢別難聴発症率」内田育恵ほか 日本老年医学会雑誌　49巻2号222-227

60歳を過ぎると男女ともに聴力が低下してきます。聴力が低下すると、脳へ音が伝わらなくなるため刺激が少なくなり、周囲の人とコミュニケーションがとれなくなることで話すことも減っていきます。

**耳の衰えの早期発見チェック**

1つでもあてはまったら耳鼻科医に相談しましょう。

- ☐ 急に声をかけられると聞き取りづらい
- ☐ 人の名前（例：加藤と佐藤）を聞き間違える
- ☐ 車の音がしてもどこから来るかわからない
- ☐ 小声は聞き取りづらいが大声は異常に響く

### 目

白内障の有病率

80歳以上で100%発症する

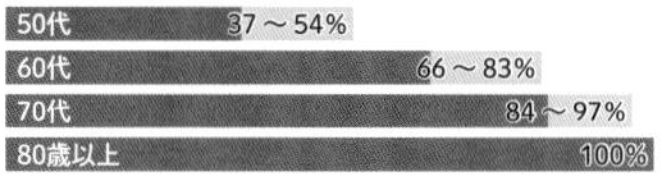


出典：「科学的根拠（evidence）に基づく白内障診療ガイドラインの策定に関する研究」（平成12年度総括分担研究報告書：厚生科学研究費補助金医療技術評価総合研究事業）

白内障手術前後による認知機能の変化

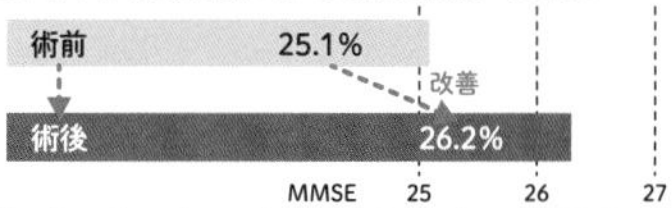


出典：American Journal of Ophthalmology 2008 Sep; 146(3): 404-9.

80歳以上の高齢者は100％発症するといわれている白内障。見えづらいままの状態が続くと、認知機能にまで影響は出てきてしまいます。まずは眼科医に相談しましょう。手術を受けて見えづらさがなくなることで認知機能が変化する人もいます。

### 歯

歯と認知症のリスクの関係

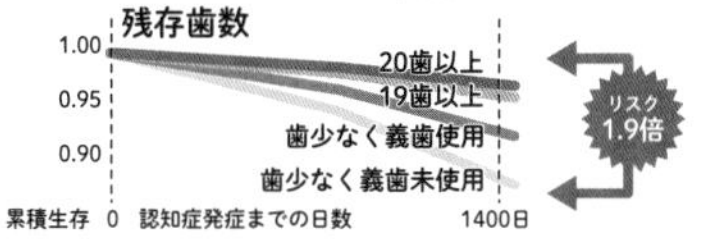


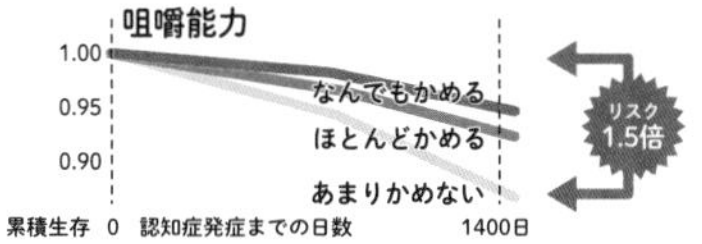


出典：「介護保険の総合的政策評価ベンチマークシステムの開発」（平成22年度　厚生労働科学研究費補助金 疾病・障害対策研究分野 長寿科学総合研究）

残存歯数が20本以上の人と歯がほとんどない人とでは、認知症になるリスクが1.9倍にもなることがわかっています。また咀嚼能力をみると、なんでも噛める人と比べてあまり噛めない人では認知症リスクが1.5倍になります。

# 認知症を悪化させない3つの習慣

## 生活の範囲を少しだけ広げるだけで充分

認知症を予防するには、特別なことを短期間すればよいという方法はありません。脳によい習慣を何年も続けることが重要です。認知症予防に効果的だといわれる習慣は**「人に会う」「適度な運動する」「新しいことにつねに挑戦する」**という3つです。順に説明していきましょう。

「人に会う」といわれても戸惑う人がいるかもしれませんが、大げさに考えず、**1日に1回だけ外出してみましょう**。できたら外出の際に近所の人やお店の人と会話をしてみましょう。それだけで脳を刺激することになります。

次に大切なのが「適度な運動」です。これも特別な運動をする必要はありません。いつもは自転車で行く買い物を歩いていく、ちょっと遠回りしてみるだけで充分です。**1日に30分以上歩く**ことを目標に外出してみましょう。

最後は「何か新しいことに挑戦する」ことです。「新しいこと」と聞いただけで逃げ腰になってしまう人もいるかもしれません。ですが、生活を少しだけ変えるのも新しいことです。例えば**携帯電話をスマートフォンに変えて、スマホ教室に参加する。インターネットを使って買い物してみる**……など、やってみると楽しいと思えることは意外にあるものです。

この3つを習慣にすることが理想的ですが、誰にでも得意なこと、苦手なことはありますので、やりやすいことから挑戦しましょう。続けるにはがんばらなくてもできることが大切です。

## 3つの習慣が脳に刺激を与える

### 人に会う

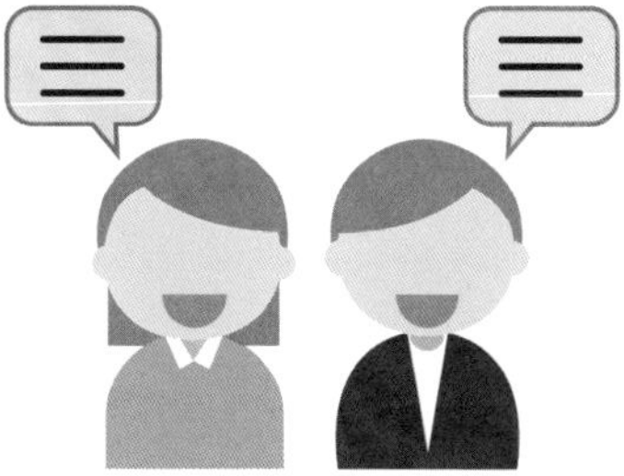

特に一人暮らしの高齢者男性の場合、外出しないと1週間、誰とも話さずに過ごしてしまうこともあるといいます。1日1回の外出を心がけ、買い物や散歩の際に知っている人に会ったら話しかけるようにしましょう。

### 適度な運動

運動することで認知機能がアップすることは医学的にも実証されています。体の負担にならない程度の適度な運動をしましょう。特に筋肉の神経を刺激すると、脳の神経を活性化させることができます。

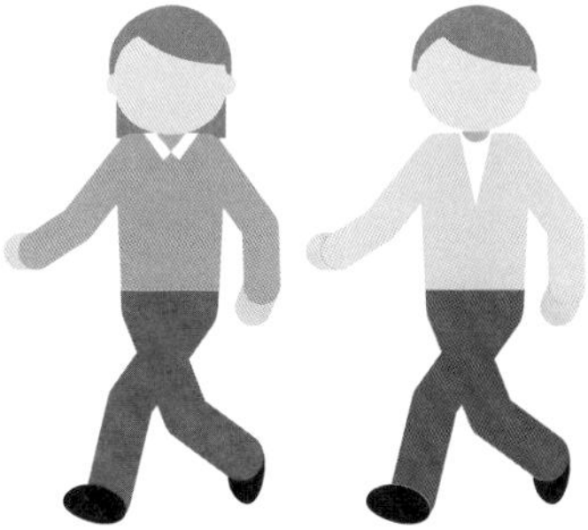

### 新しいことに挑戦する

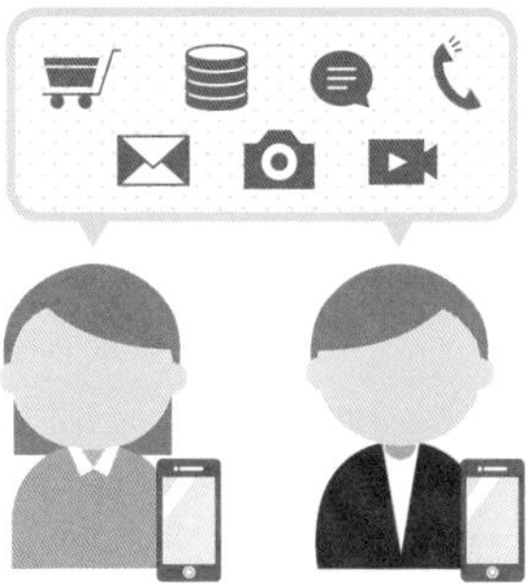

スマートフォンを使いこなせるか心配という人には携帯会社が定期的に高齢者向けの使い方講座を行っているのでご安心を。初期の設定から基本的な操作は購入時に店員がしてくれます。スマホを扱えることで、孫の世代との交流もできるようなるというメリットも。

「専門医が教える認知症」（朝田隆著　幻冬舎）をもとに改変

# 認知症と関連のある病気や生活習慣

## 生活習慣を改善することから始めよう

近年、認知症のリスクを高める要因が明らかになってきました。現在、**糖尿病、高血圧、脂質異常症、うつ病、喫煙、飲酒などが認知症のリスクを高める病気や生活習慣**として考えられています。

いわゆる生活習慣病は、長い間の食事や運動不足が積み重なって起こります。認知症にかかりやすくなる70、80代で生活習慣を改めたとしても、40代～60代前半に蓄積した体へのダメージはすぐには回復しません。

認知症は**多因子疾患といわれ、いくつもの要因が重なり起こる疾患**です。そのためリスクになる習慣や疾患を少しでも減らすことが認知症を防ぐことにつながります。

特に**糖尿病は認知症との関係が深い**といわれています。血糖値が高いと、血管が傷つきやすくなり、血液の循環も悪くなるため脳に充分な酸素と栄養が運ばれにくくなります。さらにその状態が長く続くと、血管が詰まったり、もろくなることで脳血管の病気になりやすくなり、血管性認知症やアルツハイマー型認知症を引き起こす原因となります。

また糖尿病の人の場合、高血圧を合併している人が多くいますが、それによりさらにリスクは高まる傾向があります。

ほかにも、**脂質異常症、喫煙、飲酒はすべて脳の血管を傷つける原因**になるという共通点があります。生活習慣を見直すのに早過ぎることはありません。将来の認知症予防のために早めの治療やセルフケアを進めていきましょう。

## ▶ 認知症のリスクとなる病気や生活習慣

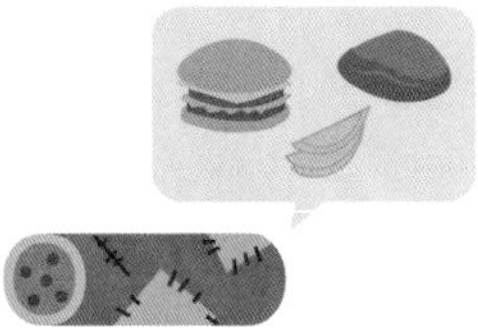

### 糖尿病

血糖値が高くなることで、血管に障害が起こりやすく、血液の流れが悪くなります。それにより脳の細胞に酸素、栄養が行きわたらなくなるため、脳がダメージを受けやすくなります。

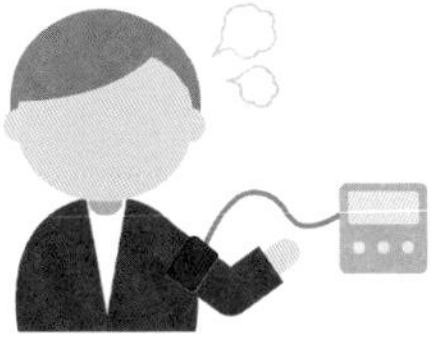

### 高血圧

高血圧が続くと血管が硬くなり、傷つきやすくなります。特に脳の血管が障害されると脳の神経細胞が傷つき認知症が発症しやすい状態になります。

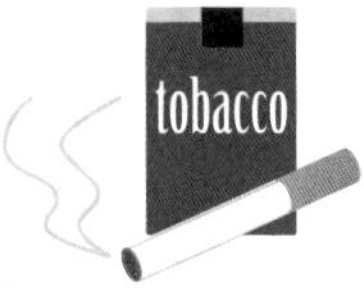

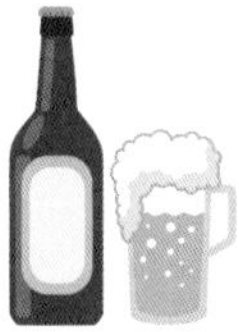

### 喫煙

喫煙している人は喫煙していない人に比べて認知症の発症率が2.2倍になるといわれています。喫煙は肺がん、糖尿病、心筋梗塞、脳卒中の原因などさまざまな疾患の原因になるため、すぐに禁煙することをおすすめします。

### 飲酒

長年の大量の飲酒は脳の萎縮に影響する可能性があるといわれています。また飲酒は睡眠の質を下げるため、認知症をリスクを高めることにつながります。

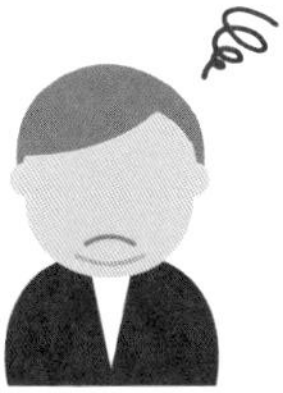

### 脂質異常症

コレステロール値や中性脂肪値が高い状態を脂質異常症といいます。特に中年期の脂質異常症は認知症の原因になるといわれています。

# 発症リスクが半減する認知症予防食とは?

## アルツハイマー型の予防に「マインド食」がおすすめ

**アルツハイマー型認知症のリスクを減らすという「マインド食」という食事法**がいま話題です。マインド食とは、2015年にアメリカ・ラッシュ大学医療センターの研究チームが提唱した食事法。魚介と植物性食品を中心に食べ、おもに心疾患を予防する「地中海食」と、脂肪を控え塩分排出作用のあるミネラルと摂る「DASH食」を組み合わせたのがマインド食です。

2015年にラッシュ医療研究センターの研究チームにより大規模なマインド食の調査が行われました。研究チームは58歳〜98歳までの約1000人を約5年間にわたり追跡。マインド食を取り入れたグループの約53%はアルツハイマー病になるリスクが減少しました。また半分程度しか実行しなかった人でも約30%のリスクの低下がみられるという結果が出ています。

マインド食を取り入れることでアルツハイマー型認知症の原因でもある**糖尿病、高血圧、高コレステロール、肥満の予防を期待できる**のが大きなメリットです。しかも日本人になじみのある食材が多いため、抵抗なく毎日の食事に取り入れることができます。

食事の仕方は簡単。右ページ上の10種類の食材に関しては毎日取り入れ、右ページ下の6種類の食材は避けるだけです。毎日取り入れる食材にワインが入っていますが、アルコールが飲めない人は緑茶などノンアルコールの飲み物に代えましょう。牛肉や豚肉も週4回以下であれば食べてかまいません。いずれも手に入りやすい食材のため、食事に取り入れてみましょう。

## 認知症の予防におすすめの食材

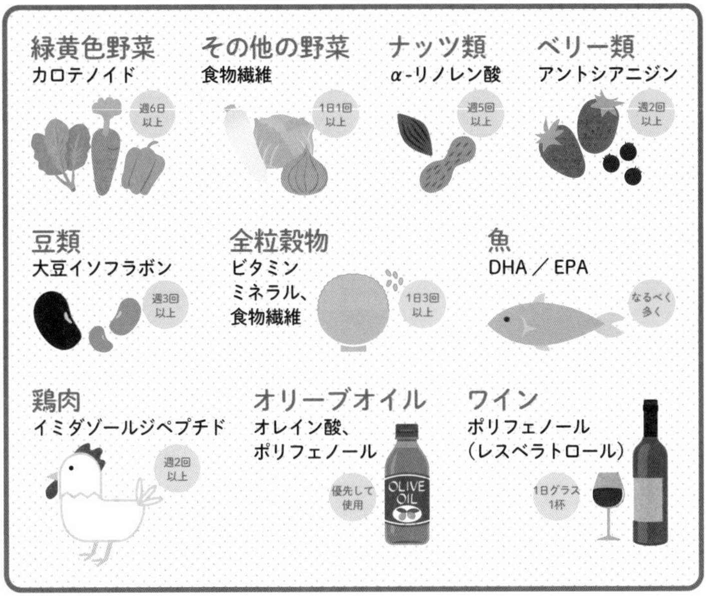


## なるべく避けたい食材

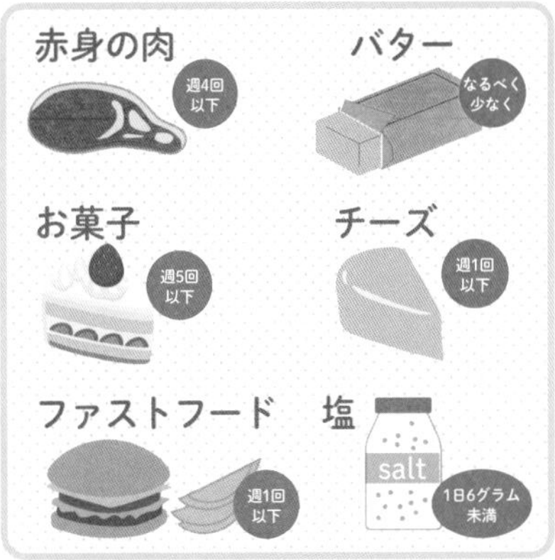


MIND diet：Mediterranean-DASH Intervention for Neurodegenerative Delay dietの略称。

地中海食：イタリア、スペイン、ギリシャなど地中海沿岸の地域の伝統的な食事法。1958年に米・ミネソタ大学のアルセル・キース氏により提唱。オリーブオイル、ナチュラルチーズ、全粒穀物、野菜、魚を多く摂ることにより、がんや生活習慣病を予防する食事法。

DASH：Dietary Approach to Stop Hypertensionの略称。米国立保険研究所などが提唱する高血圧の人のための食事療法のこと。具体的には果物、野菜、低脂肪乳製品を多く摂り、肉類や砂糖を減らすことが基本。

出典：「認知症リスク減！続々国循のかるしおレシピ」（セブン＆アイ出版）

# アミロイドβを脳から排出する 1日7時間睡眠

## アミロイドβは寝ている間に掃除される

**睡眠は体の疲れをとるだけでなく、脳の疲れや溜まった老廃物を取り除く役割があります。**認知症の原因ともいわれている脳の老廃物の「アミロイドβ」タンパクは充分な睡眠がとれないことで蓄積すると考えられています。

以前は「睡眠は量より質」と考えられ、睡眠の長さよりも質が重視されていました。しかし、いまはある程度の時間の睡眠をとらなければ、脳の休息はとれないことがわかっています。

しかもアミロイドβは早い人では40代から脳に蓄積し始め、記憶力の低下や脳の萎縮、脳細胞の変性などが始まります。その後、60代以上になってから認知症として発症します。つまり**認知症予防には30代、40代の若いうちから睡眠を充分にとり、アミロイドβを貯めないようにすることが重要**となります。

睡眠というと8時間の睡眠がいいといわれていますが、実際は何時間眠るのがよいのでしょうか？　認知症と睡眠の関係を調べた研究[※1]では、睡眠時間を「6時間以下」「7時間」「8時間以上」の3つのグループに分けて認知症リスクを調べたところ、「7時間」の人に比べて「8時間以上」の人のほうが認知症のリスクが高まるという結果が。長く眠ることを目標にするよりも「6～7時間」程度の睡眠時間を確保することが必要です。

また高齢になると寝つきが悪くなったり、夜中に目が覚めてしまうといった傾向がみられます。まずは眠る環境を整えることからはじめましょう。

※1) JC Chen et al., "Sleep Duration, Cognitive Decline, and Dementia Risk in Older Women," Alzheimer's & Dementia 2016 Jan; 12(1):

## いい睡眠をとるための10のポイント

①就寝環境を整える（室温・照度）

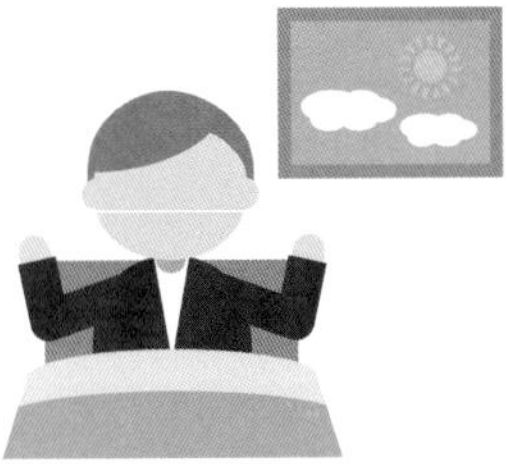

②午前中に日光を浴びる

③入床・覚醒時刻を規則正しく整える

④食事時刻を規則正しく整える

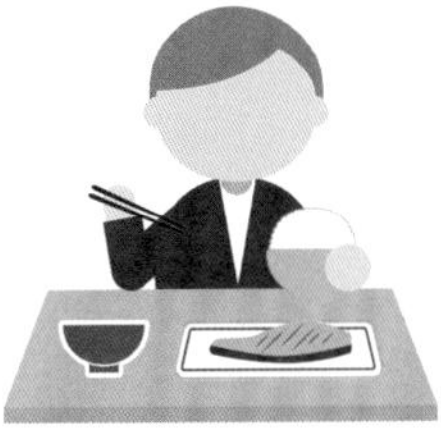

⑤日中にベッドを使用しない／
ベッドに横になって本を読まない

⑥決まった時刻に身体運動する
（入床前の4時間以降は避ける）

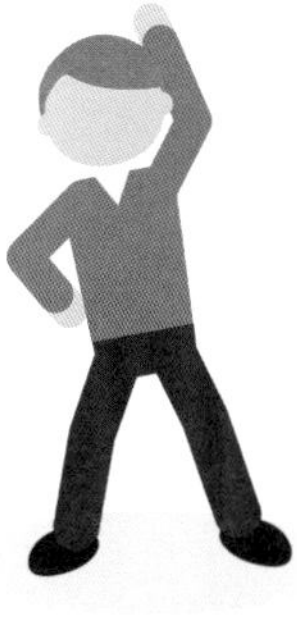

⑦夕刻以降に過剰の水分を摂取しない

⑧アルコール・カフェイン・ニコチンの
摂取を避ける

⑨痛みに充分対処する
（気づいていないことも多い）

⑩認知症治療薬（ドネペジル（アリセプト））の
午後以降の服薬を避ける

e-ヘルスネット（厚生労働省）「高齢者の睡眠」をもとに改変
https://www.e-healthnet.mhlw.go.jp/information/heart/k-02-004.html

# 日常生活の中でできる認知症予防トレーニング

## 2つ以上のことを同時進行でやってみる

認知症の予防にはどんなトレーニングをするのがよいのでしょうか。脳トレや数独などがブームですが、すぐにできる方法としておすすめなのが、**「2つ以上のことを同時に行う」というトレーニング**です。

例としてあげられるのが、「散歩」と「詩の創作」を組み合わせた「散歩しながら詩を作る」というもの。これは脳のなかでも運動を司る領域と、思考を司る領域の両方を同時に使うので認知機能が刺激されます。このような認知症予防の脳活を「**デュアルタスクトレーニング**」と呼んでいます。

認知機能が低下すると、脳に入ったきた情報を処理できなくなり、正しい行動に移せなかったり、目的を持って決まった行動ができなくなるという特徴がみられます。それを防ぐのがデュアルタスクトレーニングです。2つ以上のことを同時に行えば、**脳の情報処理能力や判断力、理解力、目的遂行能力の低下を防ぐ**ことができます。

2つ以上のことを同時にやるのはかなりハードルが高いと思われがちですが「テレビをみながらメモする」「絵日記をつける」「ラジオを聞きながら掃除する」など日常生活にはデュアルタスクトレーニングがあふれています。

特におすすめなのが、一人でやるのではなく**家族やパートナーを巻き込んでコミュニケーションをとりながら行う**こと。会話をしながら行うことができるのでより効果的です。脳に刺激を与え、認知機能を活性化させることができます。

## すぐにできる「デュアルタスクトレーニング」

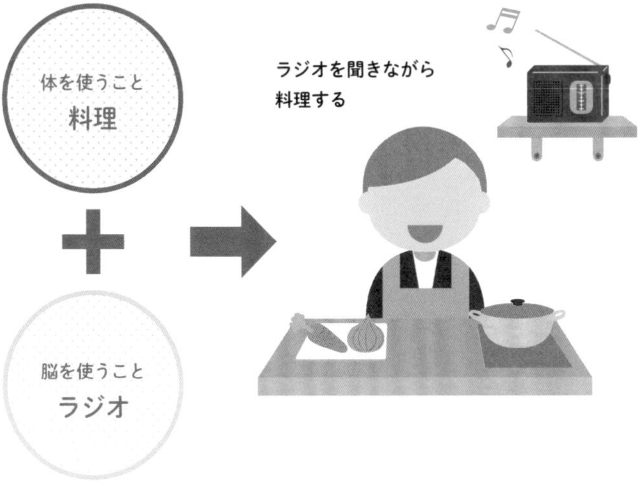


ほかにもこんな組み合わせが……

| 体を使うこと | 脳を使うこと |
|---|---|
| 入浴する | 鼻歌を歌う |
| 洗濯物をたたむ | テレビを見る |
| テレビ、ラジオ講座を見る、聞く | メモをとる |
| ウォーキングをする | しりとりをする |

「専門医が教える認知症」（朝田隆著　幻冬舎刊）P.66をもとに改変

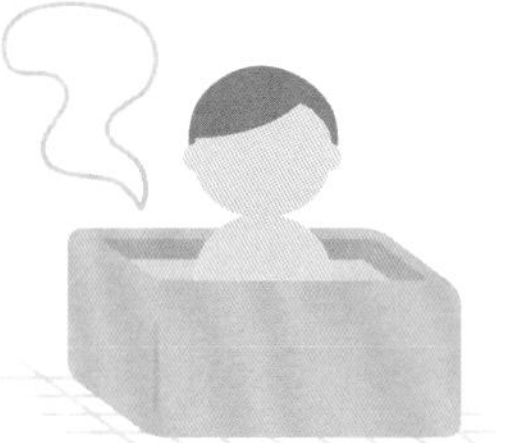

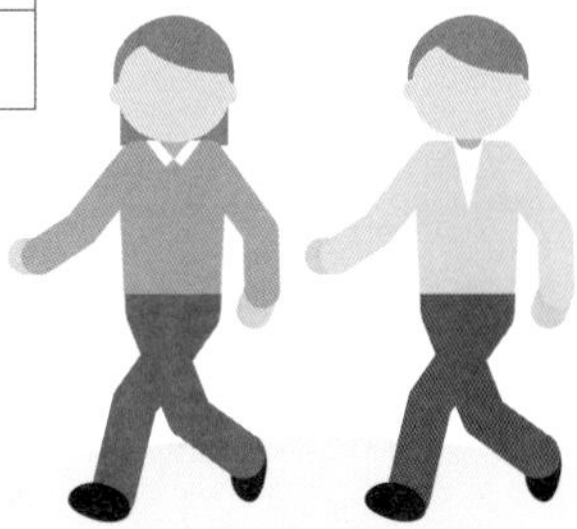

Column

## 一人暮らしの判断力が心配なら日常生活自立支援事業を

認知症ではないけれど、よく印鑑や通帳の置き場所を忘れたり、いつも何かを探してばかりいる。お湯を沸かしていたことを忘れてしまう。まだ自立して一人暮らしはできるものの、経度認知障害かもしれない。いつか失敗するのではないかと不安になってきた人のために、住み慣れた地域で安心して自立した生活を送れるよう相談や援助をするのが社会福祉協議会の日常生活自立支援事業です。

たとえば、遠く離れて暮らす一人暮らしの親のもの忘れが目立ってきた場合などに、安心のために利用を検討してみるといいでしょう。本人に説明し、契約することを承諾すればサービスを受けることができます。本人に契約能力がない場合、本人が拒否をする場合は利用できません。

実際にサービスにあたるのは地域の社会福祉協議会で働く「専門員」と「生活支援員」です。「専門員」は本人の相談を受けて、支援計画を作り、契約までサポートします。支援計画への変更や不安な点があればいつでも対応してくれます。「生活支援員」は契約された内容に沿って、利用者のもとに行きお手伝いをします。

相談や支援計画の作成にかかる費用はすべて無料ですが、利用料金はサービスの内容や地域によって異なります。

【サービス開始までの流れ】

**相談の受付→相談・打ち合わせ→契約書・支援計画の作成→契約→サービス開始**

# Part 5

社会保障を徹底活用！

# 家族を救う制度とお金

# 介護に関する費用の相談はどこにすればいいの？

## まずは管轄の地域包括支援センターに相談しよう

家族が認知症と診断されたとき、これからどのように介護すればいいか、その費用はどうするか心配になるはずです。そんなときは本人が住む市区町村の介護保険課か、管轄の地域包括支援センターを訪ねましょう。介護費用についての相談に乗ってくれます。

**市区町村の介護保険課は、要介護認定の管理、保険の給付**などを行っています。市区町村によってサービスも異なり、介護保険課担当部署の名称が異なる場合もありますので確認してください。すでに生活費もままならないという状況に置かれている場合は、市区町村の生活支援課※1に相談しましょう。

まずは認知症と診断された本人の年金の種類、金額、ほかに月々の収入源となるものがあるのか、現在の預貯金はどれくらいか、住民税の段階はどこなのかを明確にしておきましょう。現在の本人の経済状況や介護のために毎月支出できるかを把握でき、それをもとに今後の介護費用の計画が考えやすくなります。

**地域包括支援センターは利用者支援と行政、サービス事業者との連携の中核的な役割**を果たしています。地域の医療機関・専門のクリニックなどの情報提供から介護保険の認定申請の受付など業務は多岐にわたり、保健師（保健）、主任ケアマネジャー（介護）、社会福祉士（社会福祉）という3種類の専門家が相談に応じてくれます※2。相談は無料で家族からの相談でも応じてもらえます。管轄がわからない場合は、役所のホームページなどで確認するか、居住している市区町村の役所に問い合わせて確認しましょう。

※1）生活困窮に関する相談は社会福祉課の自治体もあります。
※2）看護師がいる地域包括支援センターもあります。

## まずは市区町村の役所、地域包括支援センターへ

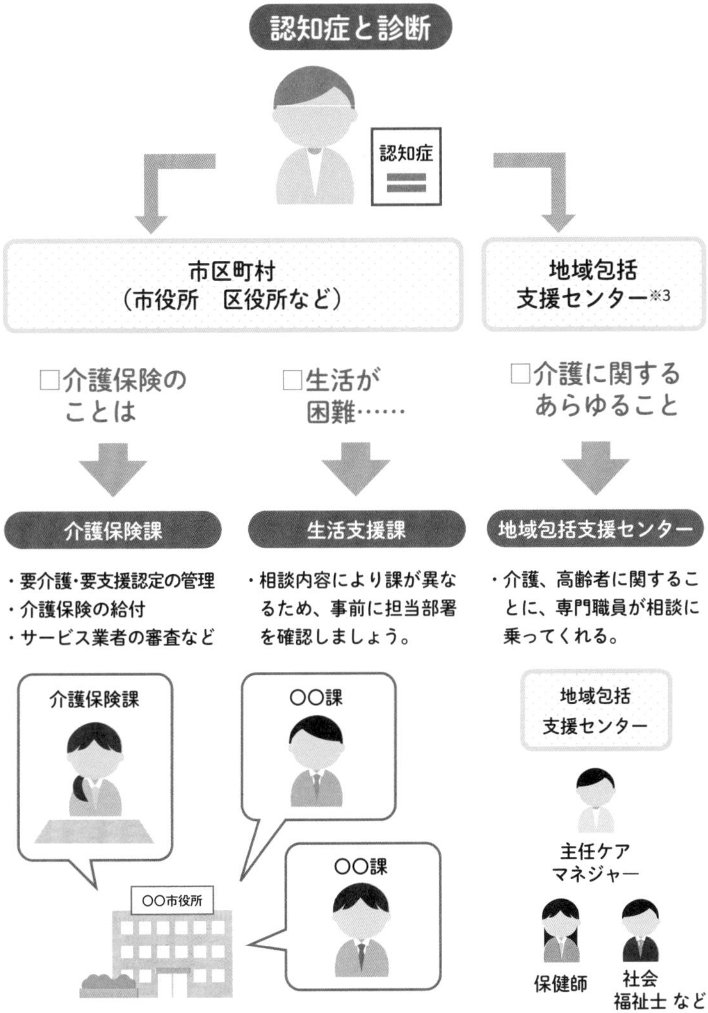


いまは必要なくても家族が後期高齢者となる75歳を過ぎたら、一度はこの3つの場所を確認しておくことをおすすめします。

※3）相談したい本人（親）が住んでいる住所地の所轄の地域包括支援センターへ相談、問い合わせましょう。

# 介護で疲れる前に知っておきたい介護保険制度のこと

## 要介護認定を受けないと介護保険サービスは使えない

家族が認知症と診断されて、はじめて介護保険制度というものを知る人もいるでしょう。介護保険は、介護を社会全体で支えるために2000年に創設された制度です。40歳以上になると健康保険と一体で保険料が徴収され、65歳からは原則として年金から天引きで保険料が徴収されています。

介護保険の受給対象となる被保険者には2種類あります。**65歳以上の高齢者**（第1号被保険者）と、**40歳以上65歳未満で要件を満たしている人**（第2号被保険者）です。被保険者は介護や日常生活の支援が必要になったときに、受給のために要介護認定を申請することができます。

介護保険は医療保険と違い、**本人や家族が申請して要介護認定を受けてはじめて利用できる**ところが特徴です。65歳になると「介護保険被保険者証」が住民票のある市区町村から届きます。まず、この被保険者証の存在を確認しましょう。40歳以上65歳未満の場合は、国が指定している加齢と関係がある**16種類の特定疾病**（右ページ下表）のいずれかに該当し、要介護認定を申請して認定されると被保険者証が発行されます。

要介護あるいは要支援の状態となり、介護保険を利用する際には一度かかりつけの医療機関の医師に要介護認定を受けることを相談してみるとよいでしょう。

そのうえで、市区町村の介護保険課、居住地域管轄の地域包括支援センターで要介護認定の申請を行います。

## 介護保険制度の位置づけ

医療保険制度は年齢にかかわらず医療を保障する制度。一方、介護保険制度は介護が必要になった高齢者に対して介護サービスを保障する制度。そして介護は必要としないがあらゆる理由から生活が困難と感じている高齢者を保障する制度が老人福祉制度です。

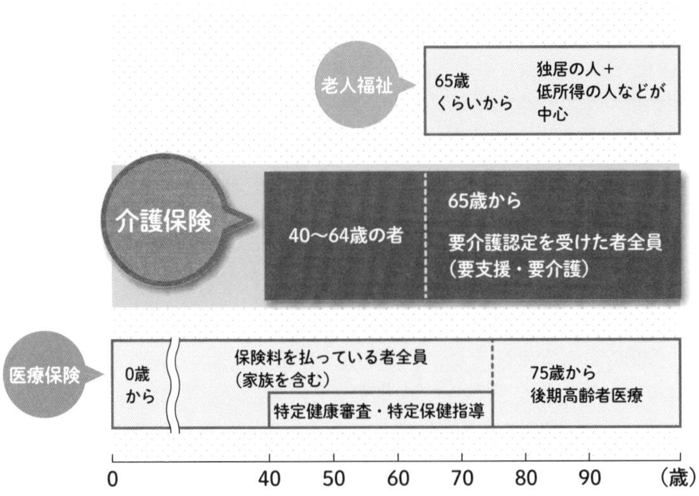


### 16の特定疾病とは

①がん末期
②関節リウマチ
③筋委縮性側索硬化症
④後縦靭帯硬化症
⑤骨折を伴う骨粗しょう症
⑥初老期における認知症
⑦パーキンソン病関連疾患
⑧脊髄小脳変性症
⑨脊柱管狭窄症
⑩早老症
⑪多系統萎縮症
⑫糖尿病性神経障害、糖尿病性腎症および糖尿病性網膜症
⑬脳血管疾患
⑭閉塞性動脈硬化症
⑮慢性閉塞性肺疾患
⑯両側の膝関節または股関節に著しい変性を伴う変形性関節症

介護保険法施行令第2条

# 要支援・要介護はどのようにして決まるのか？

## 要介護認定を受けるための手続きと更新申請

要介護認定を申請すると市区町村から**認定調査員が自宅や入所中の施設、入院中の医療機関を訪問し、身体機能の確認や聞き取りによる調査**が行われます。同時に市区町村から申請者の主治医に身体的・精神的状況について意見を聞く主治医意見書が依頼されます。

調査員による認定調査の結果と主治医意見書をもとに、全国一律のコンピューターによる一次判定が行われます。その判定と、認定調査時の特記事項、主治医意見書をもとに、保険、医療、福祉の専門家による審査（二次判定）が行われます。申請から認定までは原則30日以内に行われることになっています。

審査の結果、介護または支援が必要とされると、その程度に応じて要介護区分が決定されて申請者に通知されます。区分は**要支援1・2と要介護1～5の7段階**に分かれています。非該当（自立）と判定されることもあります。要介護区分の判定に不服があれば、都道府県に設置された介護保険審査会に審査請求ができます。

**初回認定の有効期間は概ね6カ月間～1年間**です。継続して介護保険サービスを利用するためには、認定の更新申請が必要で、有効期間が満了する60日前から申請できます。日時を決めて再び認定調査員による調査が実施され、新しい認定区分が決まります。

更新の期間は原則1年ですが、本人の状態に応じて最長3年※1まで延長されることもあります。なお、有効期間の途中でも、**利用者の身体の状態が変化した場合は、認定区分の見直しを申請する**ことができます。これを区分変更申請といいます。

※1）令和3年4月1日から最長4年に法改正されます。

## 介護保険サービス利用までの流れ

### ①要介護認定の申請

介護保険によるサービスを利用するには、要介護認定の申請が必要になります。申請には、介護保険被保険者証が必要となります。
40〜64歳までの人（第２号被保険者）が申請を行なう場合は、医療保険証が必要です。

### ②認定調査・主治医意見書

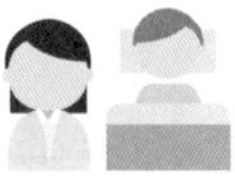

市区町村等の調査員が自宅や施設等を訪問して、心身の状態を確認するための認定調査を行います。
主治医意見書は市区町村が主治医に依頼をします。主治医がいない場合は、市区町村の指定医の診察が必要です。
※申請者の意見書作成料の自己負担はありません。

### ③審査判定

調査結果及び主治医意見書の一部の項目はコンピューターに入力され、全国一律の判定方法で要介護度の判定が行なわれます。（一次判定）
介護認定審査会にて二次判定が行われます。

### ④認　定

市区町村は、介護認定審査会の判定結果にもとづき要介護認定を行ない、申請者に結果を通知します。申請から認定の通知までは原則30日以内に行ないます。認定区分は非該当（自立）、要支援1･2から要介護1 〜5までの7段階に分かれています。

【認定の有効期間】
■新規、変更申請：原則6カ月（状態に応じ3〜12カ月まで設定）
■更新申請：原則12カ月（平成30年4月1日から最長3年、令和3年4月1日から最長4年に法改正されます）
※有効期間を経過すると介護サービスが利用できないので、有効期間が切れる60日前から申請することができます。
※身体の状態に変化が生じたときは、有効期間の途中でも、要介護認定の変更の申請をすることができます。

### ⑤介護（介護予防）サービス計画書の作成

介護（予防）サービスを利用する場合は、介護（予防）サービス計画書（ケアプラン）の作成が必要となります。「要支援1」「要支援2」の介護予防サービス計画書は地域包括支援センターに相談し、「要介護1」以上の介護サービス計画書は介護支援専門員（ケアマネジャー）のいる、市区町村の指定を受けた居宅介護支援事業者（ケアプラン作成事業者）へ依頼します。
依頼を受けた介護支援専門員は、どのサービスをどう利用するか、本人や家族の希望、心身の状態を充分考慮して、介護サービス計画書を作成します。

※「要介護1」以上：居宅介護支援事業者（ケアプラン作成事業者）
※「要支援1」「要支援2」：地域包括支援センター

### ⑥介護サービス利用の開始

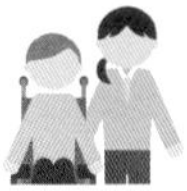

介護サービス計画にもとづいた、さまざまなサービスが利用できます。

厚生労働省サイト「介護事業所・生活関連情報検索＞介護保険の解説＞サービス利用までの流れ」
https://www.kaigokensaku.mhlw.go.jp/commentary/flow.html　をもとに改変

# 要介護認定を受けたらどうすればいいの?

## ▶本人と家族の意見を伝えてケアプラン作成してもらおう

要介護認定を受けたら、区分に応じた介護（予防）サービスを利用することができます。そこで最初にやることは**ケアプランを作成してもらう**ことです。

ケアプランとは、本人や家族の生活に対する意向を実現させるため、心身の状態や生活環境などを鑑み、利用すべき適切な介護サービスや内容を定めた計画書です。これは**利用者、主治医、サービス提供事業者で介護の計画を共有**するためのツールです。要介護1～5の人は「介護サービス計画書」、要支援1・2の人は「介護予防サービス計画書」という決まった書式にしたがって作成されます。

**要介護1～5の人は、ケアマネジャー（介護支援専門員）**にケアプランを作成してもらいます。自宅で介護サービスを受ける場合は、ケアマネジャーのいる市区町村の指定を受けた居宅介護支援事業所へ作成を依頼するのが一般的です。施設入所の場合は、施設のケアマネジャーがケアプランを作成します。自宅を拠点にした介護なら「居宅サービス計画書」、施設に入居しての介護なら「施設サービス計画書」と呼ばれます。

**要支援1・2の人は地域包括支援センター**（地域によっては市区町村の保健福祉課など）に介護予防ケアプランの作成を依頼します。

ケアプランに組み込んで利用するサービスは基本的に利用者が選びます。作成時には**どんなサービスを利用したいかを担当者に相談することが大切**です。作成されたプランに利用者が同意できれば、それに沿った介護サービスの利用開始となります。

## 要介護認定からサービス利用までの流れ

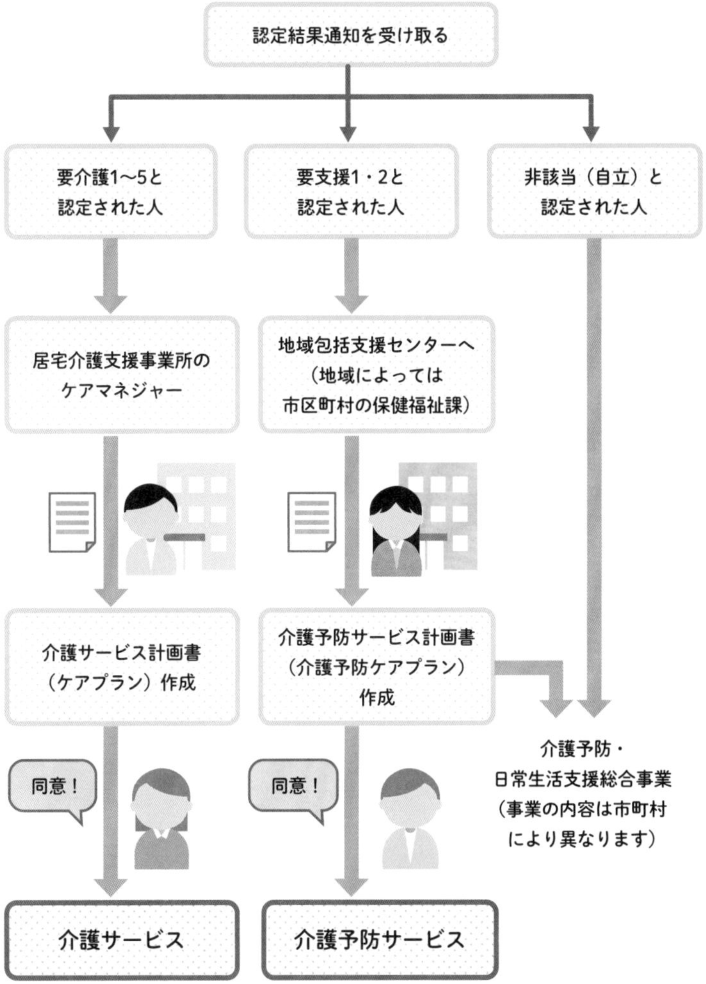


居宅で介護（予防）サービスを受ける場合の流れです。施設サービスを利用する場合は、その施設のケアマネジャーに介護サービス計画書の作成を依頼します。なお、要介護・要支援とも、セルフプランといって本人や家族がケアプランを作成することも可能です。

# 介護のまとめ役<br>ケアマネジャーとは?

## よい関係を築けるケアマネジャーと出会おう

介護サービス利用者にとって、ケアマネジャー（介護支援専門員）は最初に個別に関わる介護の専門家です。介護保険制度とともに生まれた資格で、**医療系・福祉系の基礎資格を持ち、業務経験5年以上ある人**が受験できる専門職です。

ケアマネジャーの仕事は介護のまとめ役です。利用者の心身状態・生活環境・介護費用の負担状況などを聞き取り、課題を抽出し、本人や家族の意向・ニーズ、医療機関から得た情報をもとに、ケアプランの提案をします。そして適切にサービスが利用できるよう利用者とサービス事業所の調整を行います。

心身状態や家庭環境、**プライベートな問題まで伝える状況が多くあるため、お互いの信頼関係が重要**です。よい関係性を築けるケアマネジャーに巡り合うことは、よい介護の第一歩です。

ケアマネジャーは居宅介護支援事業所に所属しています。居宅介護支援事業所の情報は、各自治体の介護保険課窓口、地域包括支援センター、保健福祉相談所など市区町村関連施設で無料配布している**介護事業者ガイドブックに掲載**されています。各事業所の特徴は、地域包括支援センターで教えてもらえます。

複数のケアマネジャーと会ってみて、相性のよい人に依頼することもできます。「事業所の近さ」「基礎資格や得意分野」など、選ぶ基準や理由はそれぞれです。担当になったケアマネジャーとよい関係を築けない場合は、事業所を変更することもできます。支援する側、される側がお互いに信頼関係を築くことが必要です。

## ケアマネジャーとはどんな人？

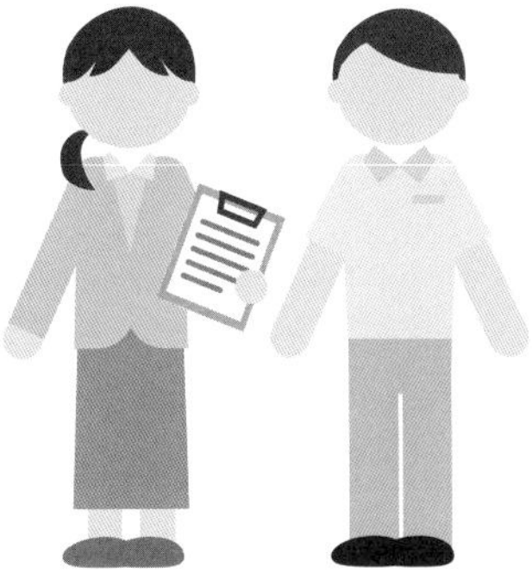

正式名称は介護支援専門員といいます。ケアマネジャーは「要介護者や要支援者の人の相談や心身の状況に応じ、介護サービスを受けられるように介護サービス等の提供についての計画（ケアプラン）の作成や、市区町村・サービス事業・施設、家族などとの連絡調整を行う者」とされています。どのケアマネジャーも看護師、社会福祉士などの基礎資格を持ち実務経験を5年以上持っています。この基礎資格により得意分野が異なります。



## ケアマネジャーの探し方

ケアマネジャーが働く居宅介護支援事業所の情報は、各自治体の介護保険課窓口、地域包括支援センター、保健福祉相談所など市区町村関連施設で無料配布している介護事業者ガイドブックに掲載。

↓

自宅に近いところを何カ所かピックアップ。利用者の自宅がサービス提供範囲内であるかも確認する。介護保険の相談をしたい旨を伝える。

↓

受け入れな可能がどうかを確認し、どのような介護サービスを利用したいか伝える。

↓

いくつかの事務所に説明に来てもらうという方法もあります。このとき、家族も同席するとよりよい。

↓

気に入った居宅介護支援事業所と契約する。

# 要介護認定を受けたら利用できるサービス

## ▶利用者がサービスや種類を選べる仕組みになっている

介護保険で利用できる介護（予防）サービスの一覧は、右ページの表のとおりです。ここから**利用者がサービスを選び、提供事業者を決めて利用**します。幅広い高齢者を対象に医療と福祉のサービスを総合的に扱うため複雑になっていますが、このあとの節で個別に詳しく説明しますので、ここではおおまかに分類を説明します。

まず要介護1～5の人は表の上側の「介護サービス」から、要支援1・2の人は下側の「介護予防サービス」から選択します。施設で暮らしながら介護や看護・治療を受ける**施設サービスが利用できるのは介護サービス（要介護1～5の人）だけ**です。

介護は家で生活を続けるか、施設に入居するかでまず選択が分かれるでしょう。それに対応して介護サービスは、**居宅介護サービス**（訪問型・通所型・その他）と**施設サービス**に大きく分かれます。介護予防サービスは、自立度が高い人のために現在の身体状態を保ったり、自立を継続するための内容が中心となります。

右側の**地域密着型介護（予防）サービス**は地域移管で市区町村が業者を指定・監督しているため別に分類されますが、左側と同様に居宅や施設で受けるサービスが用意されています。行政の違いで介護報酬や人員の配置の基準が変わることに注意してください。

なお、要介護認定で「非該当」になった高齢者でも、介護予防のための「**日常生活支援総合事業**」が利用できます。市町村で行われている脳トレ教室、囲碁教室などのほか、生活支援のためのショートステイを行っている地域もあります。

## 介護保険で利用できる介護（予防）サービス

利用者本人の生活スタイルや希望から介護（予防）サービスを選ぶことができます。

| | 都道府県・政令市・中核市が指定・監督 | 市区町村が指定・監督 |
|---|---|---|
| 介護サービス | **居宅介護サービス**<br>訪問型サービス<br>・居宅介護サービス<br>・訪問介護<br>（ホームヘルプサービス）<br>・訪問入浴介護<br>・訪問看護<br>・訪問リハビリテーション<br>・居宅療養管理指導<br>通所型サービス<br>・通所介護（デイサービス）<br>・通所リハビリテーション<br>・短期入所生活介護<br>（ショートスティ）<br>・短期入所療養介護<br>（ショートステイ）<br>その他のサービス<br>・特定施設入居者生活介護<br>・福祉用具貸与<br>・特定福祉用具販売<br>**施設サービス**<br>・介護老人福祉施設<br>・介護老人保健施設<br>・介護療養型医療施設（～2023年）<br>・介護医療院 | **地域密着型介護サービス**<br>・定期巡回・随時対応型訪問介護看護<br>・夜間対応型訪問介護<br>・地域密着型通所介護<br>・認知症対応型通所介護<br>・小規模多機能型居宅介護<br>・認知症対応型共同生活介護<br>（グループホーム）<br>・地域密着型特定施設入居者生活介護<br>・地域密着型介護老人<br>福祉施設入所者生活介護<br>・看護小規模多機能型居宅介護<br>（複合型サービス）<br>**居宅介護支援** |
| 介護予防サービス | **介護予防サービス**<br>訪問型サービス<br>・介護予防訪問入浴介護<br>・介護予防訪問看護<br>・介護予防訪問リハビリ<br>テーション<br>・介護予防居宅療養管理指導<br>通所型サービス<br>・介護予防通所リハビリテーション<br>・介護予防短期入所生活介護<br>（ショートステイ）<br>・介護予防短期入所療養介護<br>（ショートステイ）<br>その他のサービス<br>・介護予防特定施設入居者生活介護<br>・介護予防福祉用具貸与<br>・特定介護予防福祉用具販売 | **地域密着型介護予防サービス**<br>・介護予防認知症対応型<br>通所介護<br>・介護予防小規模多機能型<br>居宅介護<br>・介護予防認知症対応型<br>共同生活介護<br>（グループホーム）<br>**介護予防支援** |

このほか、居宅介護（予防）住宅改修、介護予防・日常生活支援総合事業があります。

## 非該当（自立）の人向けのサービス

日常生活支援総合事業

①訪問型・通所型サービス

②その他の生活支援サービス

（栄養改善を目的とした配食、定期的な安否確認・緊急時の対応など）

※事業内容は、市区町村の裁量が大きく、柔軟な人員基準・運営基準

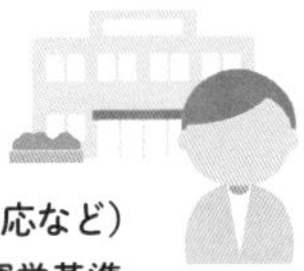

# 要介護度によって利用できる介護サービスの内容が変わる

## 要介護度によって利用できるサービスと限度が異なる

要介護度により、前項で紹介した介護（予防）サービスのうち利用できる種類や内容に違いがあります。複数の区分で利用できるサービスも**介護（予防）給付の1カ月の支給限度額**が異なり、要介護度の高い人ほど高くなります（右ページ表）。その結果、同じサービスを利用するとしても頻度や内容が変わってきます。

**自己負担額は基本的に利用額の1割です（一定以上の所得者については2～3割負担）**。要介護度が高いほどサービスの選択肢は増え、利用頻度を上げることができますが、認定更新で要介護度が下がると利用できていたサービスが不足したり、要介護度が上がって利用サービスを増やすと自己負担額も増えることは留意が必要です。

訪問型・通所型・その他・地域密着型を組み合わせてうまく活用すれば**最後まで自宅で暮らすことも可能**です。保険給付の限度額を最大限利用し、一人暮らしを続ける高齢者もみられます。

一方、終身入所可能な**介護老人福祉施設（いわゆる特養）は、要介護3以上**の人しか入所できず、しかも待機期間が長いため、早めの対策が必要です。そこで要支援や非該当の段階から、先を考えて民間の有料老人ホームやサービス付き高齢者住宅への入居を検討しておくのもひとつの考え方です。その場合は、そこを居宅として介護保険の居宅介護サービスを利用することになります。

これらの**サービスの事業者は民間企業、JA、生協、NPO**などさまざまです。ケアマネジャーや地域包括支援センターと相談して本人に合った事業者を選んでください。

## 要介護度に応じた介護（予防）サービスの限度額と利用目安

支給限度額は標準的な地域の例です。大都市などの場合、介護サービスの内容に応じて利用料が高くなるため、支給限度額はこれよりも高くなります。支給限度額を超えた分は全額自己負担になります。また、施設における食費や滞在費などは公的介護保険の給付の対象にはなりません。

| 要介護度 | | 1カ月あたりの支給限度 | 訪問型・通所型・その他・地域密着型 | 施設 |
|---|---|---|---|---|
| 要支援 | 1 | 50,320円<br>(1割：5,032円)<br>(2割：10,064円) | 週2〜3回のサービス<br>・週1回の訪問型サービス（ホームヘルプサービスなど）<br>・通所型サービス（デイサービスなど） | なし |
| | 2 | 105,310円<br>(1割：10,531円)<br>(2割：21,062円) | 週3〜4回のサービス<br>・週2回の訪問型サービス<br>・通所型サービス<br>・月2回の施設への短期入所 | |
| 要介護 | 1 | 167,650円<br>(1割：16,765円)<br>(2割：33,530円)<br>(3割：50,295円) | 1日1回程度のサービス<br>・週3回の訪問介護<br>・週1回の訪問看護<br>・週2回の通所系サービス | ・介護老人保健施設<br>・介護療養型医療施設<br>・介護医療院 |
| | 2 | 197,050円<br>(1割：19,705円)<br>(2割：39,410円)<br>(3割：59,115円) | 1日1〜2回程度のサービス<br>・週3回の訪問介護<br>・週1回の訪問看護<br>・週3回の通所系サービス<br>・3カ月に1週間程度の短期入所 | |
| | 3 | 270,480円<br>(1割：27,048円)<br>(2割：54,096円)<br>(3割：81,144円) | 1日2回程度のサービス<br>・週2回の訪問介護<br>・週1回の訪問看護<br>・週3回の通所系サービス<br>・毎日1回、夜間の巡回型訪問介護 | 上の3つに加え<br>・介護老人福祉施設（特別養護老人ホーム） |
| | 4 | 309,380円<br>(1割：30,938円)<br>(2割：61,876円)<br>(3割：92,814円) | 1日2〜3回程度のサービス<br>・週6回の訪問介護<br>・週2回の訪問看護<br>・週1回の通所系サービス<br>・毎日1回、夜間対応型訪問介護 | |
| | 5 | 362,170円<br>(1割：36,217円)<br>(2割：72,434円)<br>(3割：108,651円) | 1日3〜4回程度のサービス<br>・週5回の訪問介護<br>・週2回の訪問看護<br>・週1回の通所系サービス<br>・毎日2回（早朝・夜間）の夜間対応型訪問介護 | |

公益財団法人生命保険文化センター「在宅サービス・地域密着型サービスの支給限度額と利用の目安」（2019年10月〜）をもとに改変

# 住んでいる家でサービスを受ける訪問型サービス

## できるだけ自宅で長く過ごしたい人のために

病気の進行、加齢による活動量の低下、認知機能の低下で生活に支障が出ていても、できる限り自宅で生活を続けていきたい人のための介護サービスが訪問型サービスです。

要介護認定された人の**住んでいる場所へサービス事業者が行ってサービスを提供**します。福祉系のサービスと医療系のサービスに分かれます。

**<福祉系>**

**訪問介護**：ヘルパーが訪問し排泄、入浴、食事摂取の介助などの身体介護や掃除、洗濯や買い物などの生活支援を行います。

**訪問入浴介護**（介護予防訪問入浴介護）：自宅の浴室で入浴することが難しい人に、看護師が利用者の状態を確認し、自宅での入浴サービスを行います。

**<医療系>**

**訪問看護**（介護予防訪問看護）：医師の指示のもと、看護師が自宅を訪問し、処方薬の管理、脈拍や血圧の管理などを行います。

**訪問リハビリテーション**（介護予防訪問リハビリテーション）：医師の指示のもと、理学療法士、作業療法士、言語聴覚士などリハビリの専門職が自宅を訪問し、身体機能の維持向上のためリハビリを行います。

**居宅療養管理指導**（介護予防居宅療養管理指導）：通院困難な利用者に対し、薬剤師、歯科衛生士、管理栄養士などが訪問し、健康管理や指導を行います。

※()内の名称は要支援1・2に認定された人を対象とした介護予防サービスです。

## ▶ 居宅で受けられる訪問型サービス

自宅で過ごしながら介護、看護、リハビリを受けられるのが訪問型サービス。介護度が高くてもこの訪問型サービスをうまく組み合わせれば自宅で療養することも可能です。訪問介護を除き、要支援1・2の人向けのサービス名の前には「介護予防」がつきます。

### 訪問介護

生活援助、身体介護、通院介助の3種類があります。掃除や洗濯は生活援助、食事・排泄・入浴の介助は身体介護です。通院介助はホームヘルパー等の資格を持った運転手が通院を手伝います。

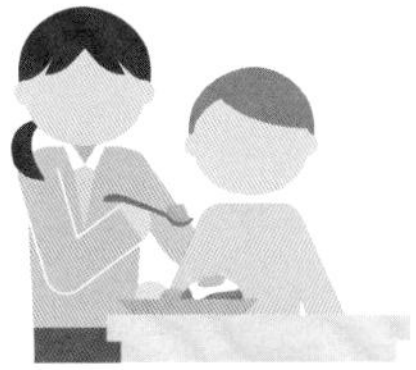

### 訪問入浴介護

看護師1名以上、介護職員2名以上が自宅を訪れ、移動入浴車で入浴介助を行います。

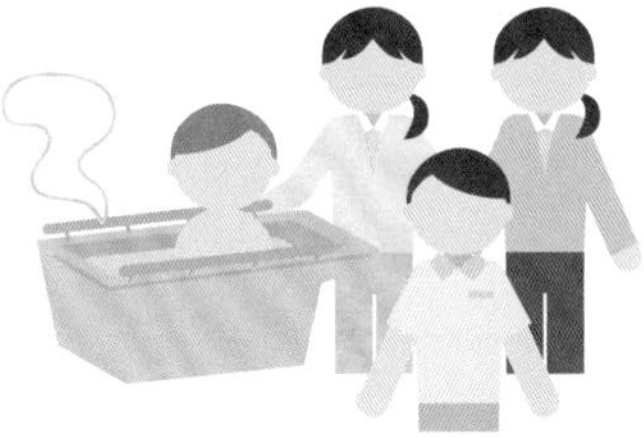

### 訪問看護

主治医の指示のもと、看護師が自宅を訪れ、血圧、脈拍、体温などを測定、排泄、入浴の介助、在宅酸素療法など療養上の世話や診療の補助を行います。

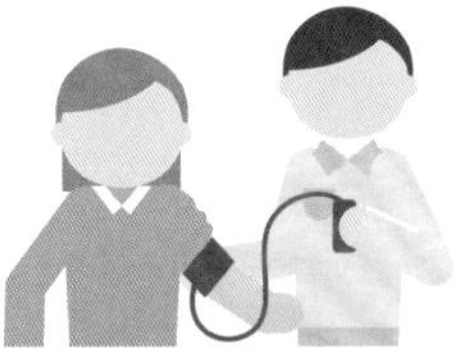

### 訪問リハビリテーション

医師の指示のもと、通院困難な高齢者に対し自宅で、理学療法士、作業療法士、言語聴覚士などの専門職が機能回復訓練や指導を行います。

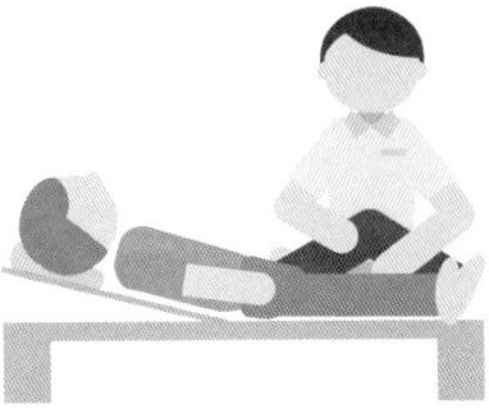

### 居宅療養管理指導

医師、看護師などが自宅を訪問し、利用者の心身の状況や現在の環境を把握し、管理・指導を行います。

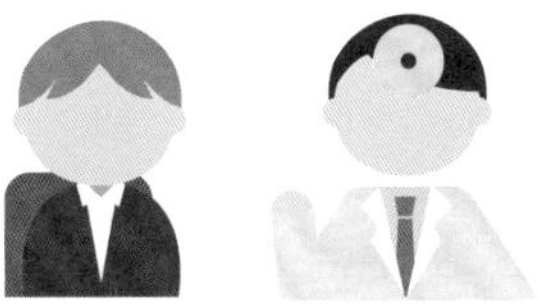

# 一時的に居宅以外で過ごす通所型サービス

## さまざまな人とのコミュニケーションが増える

サービスする施設の職員や家族が利用者を送迎し、施設に通うことで受けられるサービスが通所型サービスです。利用者本人は家から出て**家族以外の人とコミュニケーションをとることで刺激になり、家族は一時的に介護から離れる**こと（レスパイト）で気持ちをリフレッシュすることができます。

**通所介護**（デイサービス）
食事、入浴、排泄の介助、趣味活動やカラオケ、ゲームなどのレクリエーション、機能訓練などができます。家族以外のさまざまな年代の人との交流があるため、社会性の回復などの効果もあります。要支援1・2の人は、市区町村が実施する“総合事業”としてサービスが提供されます。

**通所リハビリテーション**（デイケア）
施設に通い、体の状態に合わせて、理学療法士、作業療法士などの専門職の指導のもとリハビリを行います。デイサービスと同じく、利用者同士がコミュニケーションをとることで、リハビリに対する意欲の向上が期待できます。

**短期入所生活介護**（福祉施設等でのショートステイ）
介護を必要とする人が生活援助や機能訓練を受けながら介護老人福祉施設などに短期間入所するサービス。

**短期入所療養介護**（医療施設でのショートステイ）
療養生活の質の向上、家族の介護負担の軽減を目的として病院、介護療養型医療施設などの医療機関に短期入所できるサービス。

## 家族の介護負担を減らすサービス

| 通所介護<br>（デイサービス） | 通所リハビリテーション<br>（デイケア） |
|---|---|
| ■日常生活のケア<br>・入浴介助<br>・食事介助<br>・排泄介助<br>■レクリエーション<br>楽しみながら体を動かし、お互いのコミュニケーションをとる。<br>■機能訓練<br>利用者の身体状態によって個別のプログラムが組まれる。 | ■リハビリテーション<br>・個別訓練<br>理学療法士、作業療法士などが利用者の状態をみてプログラムを組む。<br>・集団訓練<br>集団で体操を行う。<br>・レクリエーション・趣味活動<br>・日常生活のケア<br>残存機能を活用できる方法を指導する。 |
| **短期入所生活介護<br>（ショートステイ）** | **短期入所療養介護<br>（ショートステイ）** |
| つねに介護が必要な人が介護老人福祉施設（特別養護老人ホーム）に短期間入所する。<br>■日常生活のケア<br>・入浴介助<br>・食事介助など<br>■機能訓練<br>■生活支援　など | 病院、介護療養型医療施設、介護老人保健施設など医療機関に短期入所する。<br>■医学的な管理のもとで、日常生活のケア、医療、看護、機能訓練 |

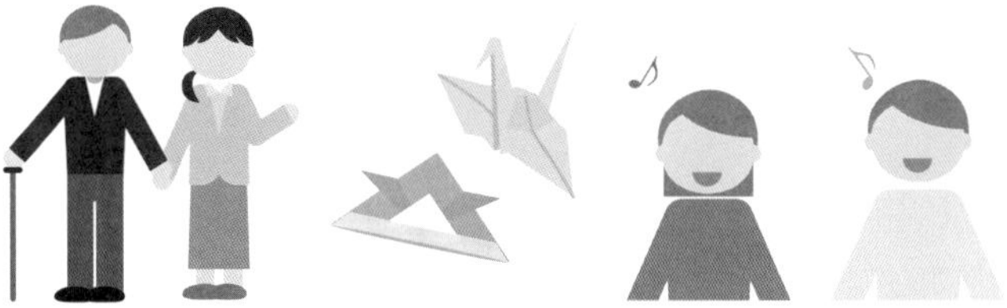

参考：「高齢者の健康と障害」（メディカ出版）（P97、P127）

# 市区町村が指定・監督する地域密着型介護サービス

## 住み慣れた地域で最後まで生活したい人をサポート

「地域密着型介護サービス」は介護保険制度の改正で2006年に作られたサービスです。「居宅介護サービス」「施設サービス」は都道府県が事業所指定や監督を行っていますが、**「地域密着型介護サービス」は市区町村が事業所指定や監督**を行っています。地域の人のニーズに合わせたサービスを提供できるのが特徴ですが、介護報酬や人の配置が各市区町村の財政状況で違うため、サービスの格差が生まれているという問題もあります。

利用者の**自宅に訪問して生活援助と心身機能の維持回復を目指す**サービスとして「定期巡回・随時対応型訪問介護看護」「夜間対応型訪問介護」があります。通所で利用する「地域密着型通所介護」「認知症対応型通所介護（デイサービス）」は、**利用者の社会的孤立を解消し介護者の負担も軽減**します。「小規模多機能型居宅介護」「看護小規模多機能型居宅介護（複合型サービス）」は**通所を基本として訪問や宿泊を組み合わせて**地域住人との交流を図ります。

**施設で生活しての介護サービス**は3つあります。認知症の人たち5～9人が専門スタッフの援助を受けながら暮らす「認知症対応型共同生活介護（グループホーム）」、介護老人福祉施設で過ごす「地域密着型介護老人福祉施設入居者生活介護」、有料老人ホームなどで過ごす「地域密着型特定施設入居者生活介護」です。

自治体によっては地域密着型介護サービスの整備が進んでおらず、同じサービスでも地域によって格差が生じています。自宅のある場所で地域密着型サービス事業所を確認してみましょう。

## 地域密着型介護サービスを利用できる人

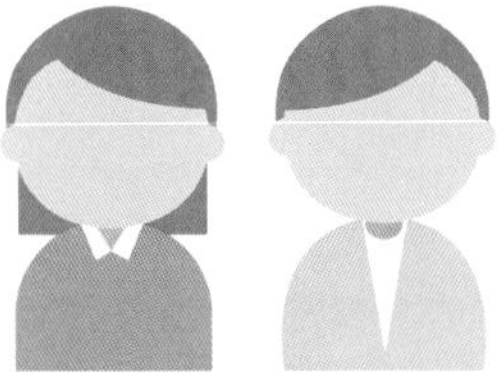

- 原則65歳以上※1
- 要介護認定を受けている※2
- 原則としてサービス事業者と同一の市町村に住民票を有する

※1）40歳以上65歳未満で特定疾病により要介護認定を受けている人も対象。
※2）認定区分により利用できるサービスが異なります。

## 地域密着型介護サービスで使えるサービス

- 定期巡回・随時対応型訪問介護看護（要介護1以上）
- 夜間対応型訪問介護（要介護1以上）
- 小規模多機能型居宅介護
- 看護小規模多機能型居宅介護（複合型サービス）（要介護1以上）
- 地域密着型特定施設入居者生活介護（要介護1以上）
- 地域密着型通所介護（要介護1以上）
- 認知症対応型通所介護（デイサービス）
- 認知症対応型共同生活介護（グループホーム）（要介護2以上）
- 地域密着型介護老人福祉施設入所者生活介護（要介護3以上）

利用者の住民票がある市区町村の事業者を使うことが原則です。
地域の特性を活かしたサービスを提供しています。

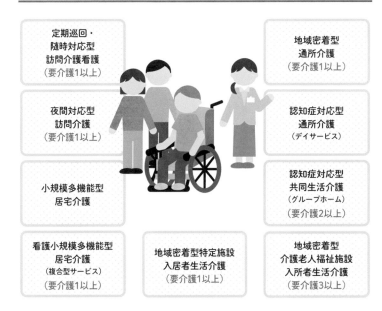

# 要介護1～5の人が利用できる施設サービス

## 身体の状態に合わせ4つの施設から選択する

施設介護サービスは、**要介護認定で要介護1～5に認定された人が利用できる介護の選択肢**です。居宅ではなく介護施設に入所することで、利用者は24時間体制で見守られ介護を受けることができます。介護保険施設には以下に紹介する4つがあり、利用者の状態や必要な介護、医療的ケアに応じて利用できる施設が決まります。

現在、日本は高齢化が急速に進んでいるため施設の数と利用者の数が追いつかず、特に長期の入居を目的とする**介護老人福祉施設（特養）の入所待ちは数十万人**といわれています。

**介護老人福祉施設**（特別養護老人ホーム）

一般的に略して「特養」と呼ばれています。日常生活上の世話、リハビリなど療養上の世話をする目的とする施設です。要介護３以上の人が対象です。

**介護老人保健施設**（老人保健施設）

略して「老健」と呼ばれます。特養が長期の生活施設なのに対し、老健はリハビリを行って自宅に戻ることを目的に一時的に入居する施設とされています。

**介護療養型医療施設**（療養病床）

療養病床等を持つ病院や診療所で継続して療養する施設です。2024年3月までに下の介護医療院にすべて移行される予定です。

**介護医療院**

長期の療養が必要な人に対し、リハビリ、その他の必要な医療、日常生活上の世話を行う施設です。

## 要介護1～5の人が使える施設のサービス

要介護の人が利用することができる暮らしの場はさまざま。介護保険3施設といわれていた3つの施設のほかに介護医療院という施設が創設されました。

**介護老人保健施設（老人保健施設）**

要介護1以上

病院は退院したものの自宅で過ごすことが難しい人が対象。自立に向けて日常生活援助やリハビリが行われています。

**介護老人福祉施設（特別養護老人ホーム）**

要介護3以上

介護が必要ではあるが、自宅での介護がなんらかの理由で難しい人が利用できます。終身利用できるのが特徴です。

**介護療養型医療施設（療養病床）**

要介護1以上

長期療養が必要な高齢者が入所することができます。（2024年3月まで）

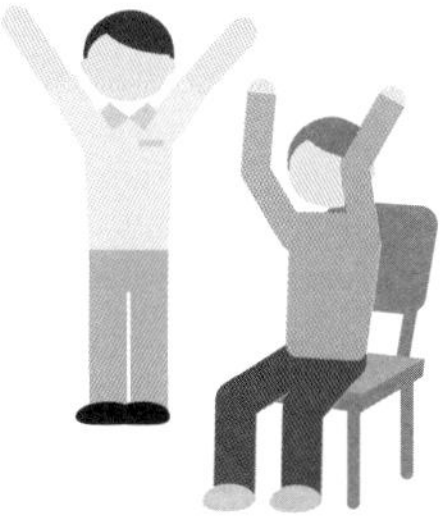

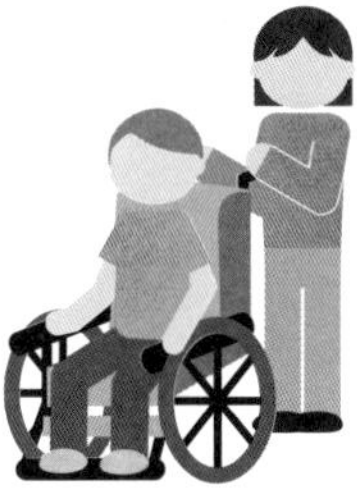

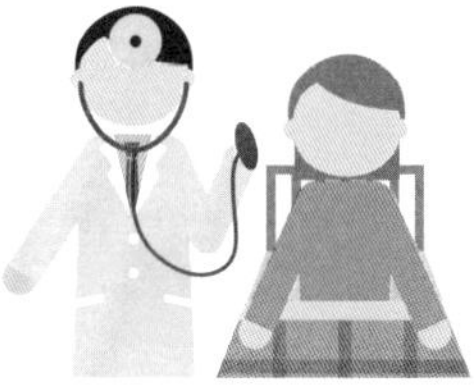

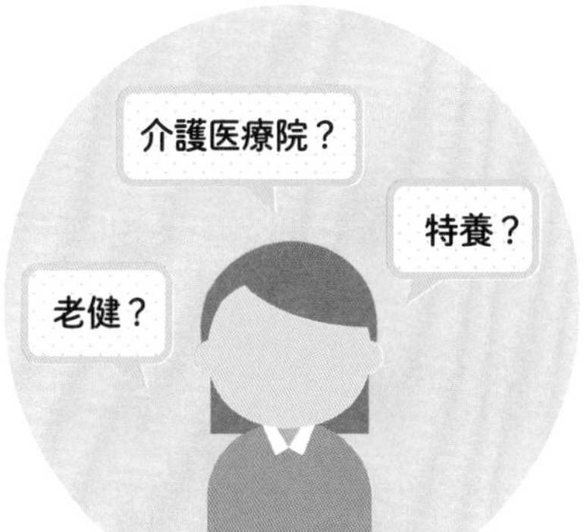


**介護医療院**

要介護1以上

要介護者で長期間にわたり療養が必要な人が利用できます。医療的ケアや日常生活援助、リハビリを行う施設。

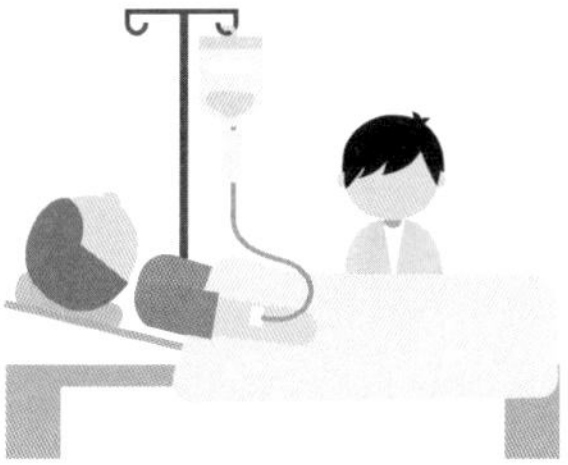

# ベッドや車いすなど福祉用具はレンタルが最適

## 利用者の状態の変化に応じて交換や返却もできる

介護の際に多くは必要になるのが、ベッド、車椅子、手すり、歩行器などの福祉用具です。そこで介護保険では「**福祉用具貸与**」と「**特定福祉用具販売**」のサービスが用意されています。要支援1・2、要介護1～5の人が利用できます。

福祉用具貸与は、福祉用具をレンタルできるサービスです。対象となる福祉用具は右ページの上表です。これらが必要となった場合は、ケアマネジャーに相談しましょう。必要と認められると、指定事業者が定めている費用の**1～3割の自己負担**で借りることができます。多くの場合は購入するよりも安く、**状態が変わって不要になった場合には引き取ってもらえる**のが利点です。

これらの用具を貸し出す福祉用具事業所は、都道府県から指定を受けた業者で、適切な福祉用具を提供し、取りつけ、利用者に合わせて調整などを行ってくれます。福祉用具専門相談員という専門職がいて、利用者の身体の状態、住宅の環境、利用頻度などにより、どの福祉用具がふさわしいかをアドバイスしてくれます。

排泄や入浴に使用する直接肌に触れる腰掛便座、入浴補助用具などの福祉用具は**衛生上レンタルに向かない**ため、**年間10万円を限度額とし1～3割の自己負担で支給**されます。これが特定祉用具販売のサービスで、対象となる福祉用具は右ページの下表のとおりです。原則として同一商品の再購入は認められませんが、身体状態が変化した場合や、経年劣化により破損したなどやむを得ない場合は認められることがあります。

## 福祉用具貸与の対象商品と福祉用具販売の対象種目

### 介護保険でレンタルできる福祉用品

要介護認定を受けた人を対象に日常生活を補助する用具をレンタルするサービスです。指定を受けた事業が利用者の状態、生活環境をふまえ、用具選びから取りつけまでを行います。

| | | | |
|---|---|---|---|
| ①車椅子 | ②車椅子付属品 | ③特殊寝台（電動ベッド） | ④特殊寝台付付属品 |
| ⑤床ずれ防止用具 | ⑥体位変換器 | ⑦手すり | ⑧スロープ |
| ⑨歩行器 | ⑩歩行補助杖 | ⑪認知症老人徘徊感知機器 | ⑫移動用リフト |
| ⑬自動排泄処理装置 | | | |

注1）①〜⑥、⑪、⑫は一定の例外となる場合を除き、要介護2以上の人が対象。
注2）⑬は排便機能を有するものは要介護4・5の人が対象。排尿機能のみのものは要支援1・2と要介護1〜5の人が対象。

### 販売される福祉用具

要介護1以上の認定を受けた人を対象として、レンタルできない直接肌に触れる衛生用品は販売となります。

| | | |
|---|---|---|
| ①腰掛便座 | ②自動排泄処理装置の交換可能部品 | ③入浴補助用具 |
| ④簡易浴槽 | ⑤移動用リフト | |

注1）年間10万円を限度（1〜3割を自己負担）に支給される。
注2）介護保険の福祉用具購入費の支給は、利用者がいったん費用を全額支払い、その後に申請して保険給付分（9割）の支払いを受ける。

# 介護保険でできる20万円までの住宅改修

## 心身の機能低下に応じて住環境を安全にする

居宅介護でより安全に暮らせるよう住宅を改修したい場合、**居宅介護（予防）住宅改修費支給**サービスが利用できます。対象は要支援1・2、要介護1〜5の人です。段差を解消して転倒を防止したり、扉を引き戸に替えることで動作の負担を減らすなど、身体状況に合わせて住環境を整えることができます。

**介護保険の対象となる住宅改修は以下の6つ**に限られます。**利用者の費用負担は1〜3割**です。住宅改修の支払限度基準額は20万円ですので、**支給申請できる額は20万円**までとなります。ただし、認定更新や区分変更で要介護度が一度に3段階上がった場合は、再度20万円の支給が認められます。

**手すりの取りつけ**

廊下、階段、トイレ、浴室などに手すりを取りつける。

**段差の解消**

床をかさ上げするなどして各部屋間の段差解消する。

**床や通路の材質変更**

フローリングに変更したり、階段や通路に滑り止めをつける。

**扉の取り替え**

押戸を引き戸に取り替える。握りやすいドアノブに替えるなど。

**便器の取り替え**

和式トイレを洋式トイレに取り替えトイレの負担を軽くする。

**その他の工事**

手すりをつけるための壁の補強などが含まれる。

## 住宅改修の支給限度額と自己負担

原則として基本的に1人20万円までですが、要介護度が一度に3段階上がると再度20万円の支給が認められます。ただし、たとえば要介護1のときに住宅改修して20万円を使い切り、認定更新で要介護2となったあと、利用者の状態が低下したため区分変更申請して要介護4となっても、一度に2段階なので再給付の対象にはなりません。

### 支給限度額20万円の住宅改修を行った場合

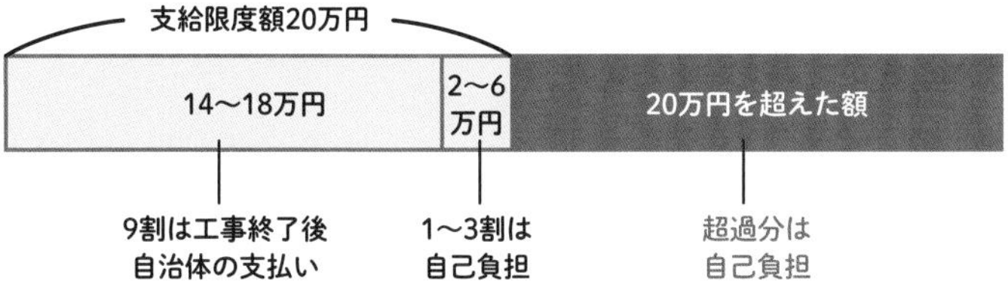
支給限度額20万円
14〜18万円
2〜6万円
20万円を超えた額
9割は工事終了後自治体の支払い
1〜3割は自己負担
超過分は自己負担

## 住宅改修費の支給対象となる工事

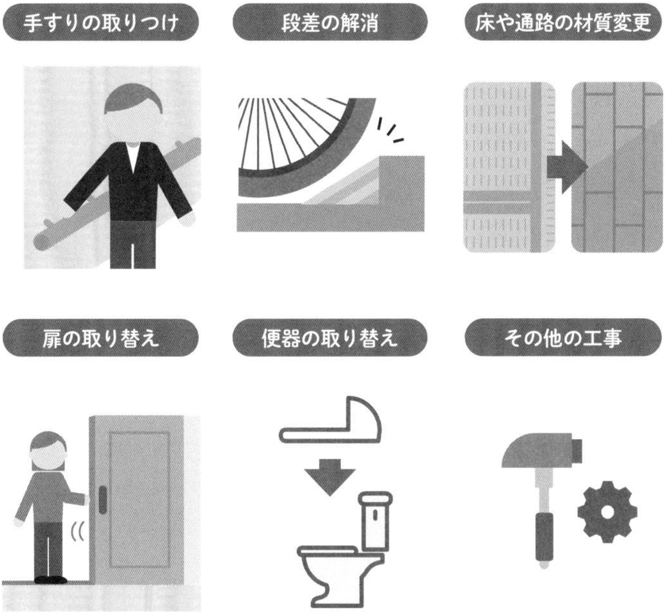
手すりの取りつけ
段差の解消
床や通路の材質変更
扉の取り替え
便器の取り替え
その他の工事

# 民間の介護保険外サービスを利用する

## より幅広い生活サービスが受けられる

介護保険には法律で定められた運用基準や制限があるため、利用者に提供されるサービスに制限が設けられています。介護保険の対象とならないようなサービスを利用したいという人は、民間の**介護保険外サービスを利用する**ことも考えられます。

介護保険外のサービスとは、たとえば利用者の趣味のための外出や散歩のときの介助、庭の草むしり、ペットの世話、本人のためでなく家族のための洗濯・掃除・調理などです。保険適用外のためサービス料金は全額自己負担となりますが、生活の質を高めるために必要と考えるのであれば検討してもよいでしょう。当然ですが要介護（要支援）認定を受けていない高齢者でも、生活負担の軽減のために利用することができます。

介護保険外サービスの提供者は**介護サービス事業者**、**社会福祉協議会**の高齢者支援サービス、**シルバー人材センター**の家事・福祉支援サービス、**民間企業**とさまざまです。利用したいサービスをどこが提供しているのかを知りたいとか、業者の選定に迷ったときは、地域包括支援センターや社会福祉協議会に相談して、どのようなサービスを利用したいかを具体的に伝えれば、情報提供してもらうことができます。

一人暮らしの高齢者が増え、家族が遠距離介護していたり、昼間は家族が不在になるといった環境では、介護保険サービスだけでカバーできないこともあります。家庭により介護のニーズは多様なため今後もサービスが広がることが期待されています。

## 介護保険外サービスとは

介護保険外サービスはより利用者の生活に密着した、生活の質の向上に直結しサービスが多いのが特徴。利用者家族の家事や援助の負担も減るというメリットがあります。

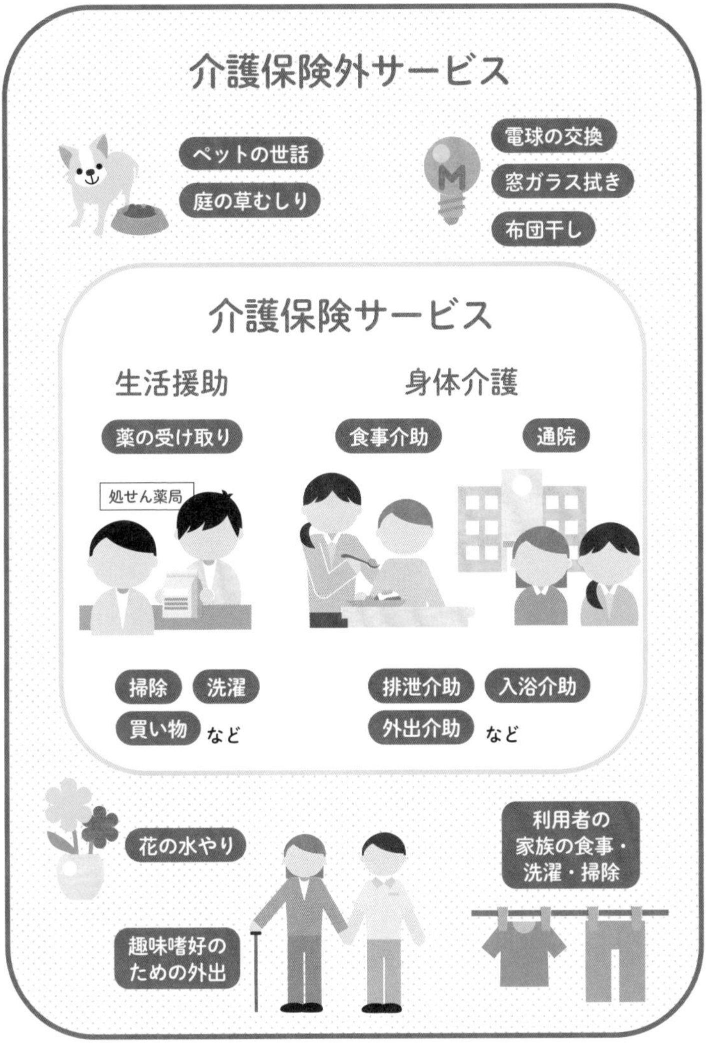

# 認知症の人の財産と権利を守るために

## 判断能力が不十分な成人を守る「成年後見制度」

認知症が進行し判断能力が衰えると難しくなるのが、財産管理です。実際に認知症の高齢者が詐欺の標的にされ、財産をだまし取られるケースがあとを絶ちません。それを防ぐ目的で2000年の介護保険制度と同時に、判断能力が衰えた人の保護･支援を目的とした「成年後見制度」が施行されました。

この制度は大きく分けて2つあります。すでに判断能力が不十分な人のための「**法定後見制度**」と、将来、本人が判断能力が衰えたときに備えるための「**任意後見制度**」です。

法定後見制度は､本人の判断能力の程度によって｢後見｣｢保佐｣｢補助」の3つがあり、保護の程度や支援の仕方が異なります。4親等内の親族が申立できますが、**後見人は家庭裁判所により選任され、親族後見と第三者後見があります。**第三者後見の場合、多くは弁護士、司法書士、社会福祉士のような専門職が選任され、その報酬は家庭裁判所が決める報酬額が年1回、本人の財産から支払われます。

本人の判断能力があるうちは、任意後見制度を利用して後見人を指定できます。この場合も、家庭裁判所により任意後見監督人が選任され、後見人は監督されます。成年後見制度を効果的に活用するためにも家庭裁判所や地域包括支援センターとよく相談しましょう。

成年後見人が実際にやることの多くは**通帳、銀行印の管理、生活費の管理などお金に関すること**です。だまされて高額な商品を買った場合にも取り消すことができ、介護認定の申請をすることもあります。後見の義務は本人が死亡するまで続きます。

## 成年後見制度には2つの種類がある

**法定後見制度**

判断能力が衰えた人を支援するための制度。判断能力によって3つに分類されます。

- **補助**：判断能力が不十分な人が対象。
- **保佐**：判断能力が著しく不十分な人が対象。
- **後見**：判断能力がまったくない人が対象。

**任意後見制度**

本人の判断能力があるうちに判断能力が衰えたときに備えて後見人を決めておく制度。

## 成年後見人の主な仕事

**日常的な仕事**

■預貯金や現金の管理
■年金などの申請や受け取り
■要介護・要支援認定の申請や介護の手配
■医療に関する手配

**突発的な仕事**

■不動産や車などの資産の管理や処分
■本人の確定申告
■施設入居時などの住所変更の手続き
■だまされて何かを買ってしまった場合の取消し

家庭裁判所に後見開始の審判を申し立てて受理されたら、取り消すことはできません。後見が開始されると、家族が本人のために財産を使う場合でも後見人の許可が必要になります。制度をよく理解して利用しましょう。

# 認知症の人のための保険

## 認知症の不安に備えるための保険が2種類ある

いま販売されている認知症の人のための保険は大きく分けて2種類あります。1つは認知症になった本人が受け取ることができる認知症特化型の保険、もう1つは家族が認知症と診断されたあとに他人や器物に損害を与えてしまったときの保障としての損害賠償責任保険です。

**認知症特化型の保険**は数社から販売されています。認知症になったときに支払われるもの、介護が必要な状態だと認定されたときに支払われるものがあります。ほかにも「認知症予防保険」といって、認知症にならなかったときに、2年ごとに健康ボーナスがもらえる商品などもあります。

また認知症が進行し判断力が低下したことで本人が起こした交通事故などで、**多額の賠償請求がふりかかってきたときに役立つのが損害賠償責任保険**です。

実際に起こったケースでは、2007年認知症の高齢男性が線路内に侵入して列車にはねられ死亡した際に、遺族が鉄道会社から損害賠償を請求されました。最高裁で遺族に監督責任はないとして請求は棄却されましたが、もし「監督責任がある」と認められた場合は重い賠償金がのしかかります。この訴訟をきっかけに、一般の損害保険会社が認知症の人を対象とした個人賠償責任補償の商品を販売するようになりました。

認知症の**保険は保険料だけで比較するのは難しく、各社で保障内容が細かく違う**ため吟味することが必要です。

## 認知症の人の保険

認知症の人の保険は民間の保険会社が商品として販売する認知症に特化した保険です。この保険は認知症と診断された場合に自分で保険を受け取ることができるタイプと、家族が認知症と診断され、第三者に損害を与えてしまった場合に受け取るタイプがあります。

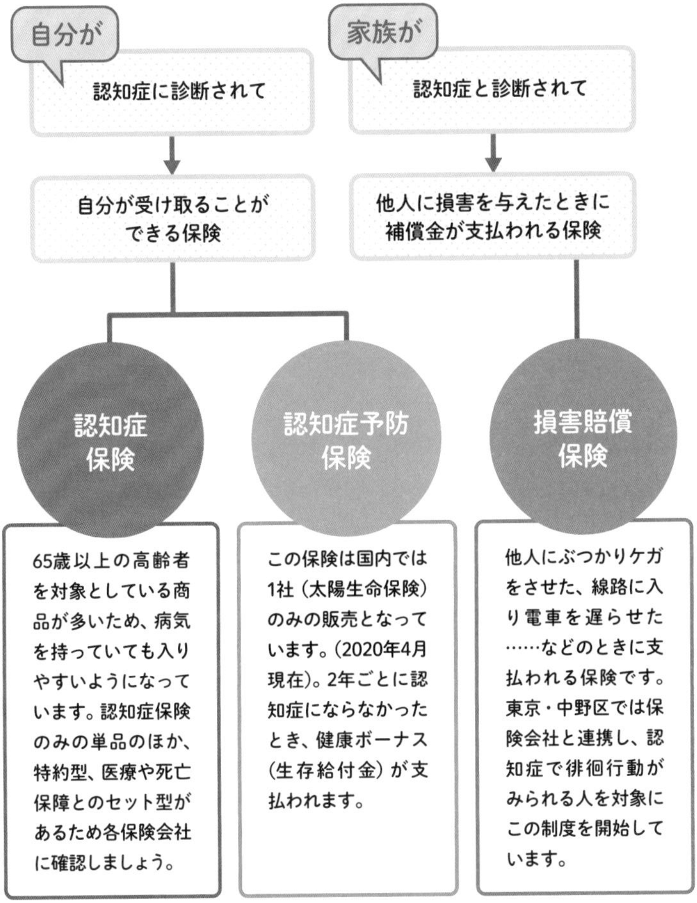

自分が
認知症に診断されて
自分が受け取ることができる保険
家族が
認知症と診断されて
他人に損害を与えたときに補償金が支払われる保険
認知症保険
65歳以上の高齢者を対象としている商品が多いため、病気を持っていても入りやすいようになっています。認知症保険のみの単品のほか、特約型、医療や死亡保障とのセット型があるため各保険会社に確認しましょう。
認知症予防保険
この保険は国内では1社（太陽生命保険）のみの販売となっています。(2020年4月現在)。2年ごとに認知症にならなかったとき、健康ボーナス（生存給付金）が支払われます。
損害賠償保険
他人にぶつかりケガをさせた、線路に入り電車を遅らせた……などのときに支払われる保険です。東京・中野区では保険会社と連携し、認知症で徘徊行動がみられる人を対象にこの制度を開始しています。


参考：LIFULL介護「認知症保険が注目される理由｜各社商品の特徴」
https://kaigo.homes.co.jp/manual/money/minkan_kaigohoken/insurance_dementia/
マネーの達人「【認知症の保険】「自分が受け取れる」「他人に損害を与えた」場合、種類と内容を解説」
https://manetatsu.com/2019/11/217948/

# 介護付き有料老人ホームとサービス付き高齢者住宅

## 自宅ではなく施設で最後を過ごしたい人の選択肢

ちまたで見かける「有料老人ホーム」と「サービス付き高齢者住宅」（サ高住）。この2つは似ているようにみえますが、入居の条件、金額などでさまざまな違いがあります。

有料老人ホームは、段差がないなど高齢者向けに配慮された住まいで、**スタッフが24時間常駐して、食事や介護サービス、家事や生活の援助、健康管理**などを受けることができます。有料老人ホームは「介護付き」「住宅型」「健康型」の3つに分類できます。「介護付き」は原則として65歳以上、自立・要支援1～要介護5の人を対象としています（施設により異なる）。「住宅型」は自立・要支援1～要介護5の人が対象です（施設により異なる）。「健康型」は自立した高齢者向けに生活支援を行う施設です。

一方、サービス付き高齢者住宅は、おもに**自立した高齢者を対象にしたさまざまな生活支援のついた施設**です。こちらは60歳以上の高齢者、あるいは要介護認定を受けた60歳未満の人を対象としており、ほとんどが賃貸契約となっています。**介護保険のサービスが受けられる高齢者向けの賃貸住宅**と考えるとよいでしょう。個室は原則25㎡以上、廊下の幅は78cmなどの基準があり、高齢を理由に断られることはなく、2年ごとの契約の更新などもありません。ただし、認知症が重度になり事業者で対応できなくなった場合は、退去の可能性があるため注意が必要です。

いずれの場合も施設により入居条件は異なるので、終のすみかとできるかは事前に確認が必要です。

## 見た目は似ていても違う2つの施設

2つの施設は要介護認定を受けなくても利用者の意志で入居でき、ライフスタイルに合わせた住宅を選択できるので人気となっています。

### 有料老人ホーム

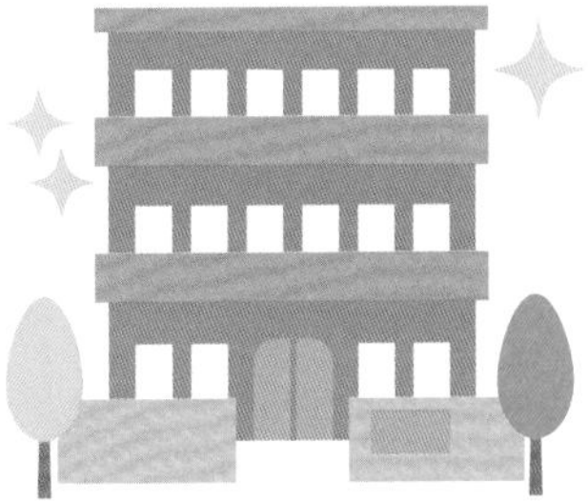

**メリット**

・介護費用が毎月定額。
・24時時間、介護スタッフが常駐しているので安心。
・食事、レクリエーションなど1日のスケジュールが決まっていて、入居者同士の交流がある。

**デメリット**

・入居するために一時金が必要。
・24時間、介護は受けられるが高額。
・食事や入浴の時間が決まっているので生活を制限されることがある。

### サービス付き高齢者住宅

**メリット**

・初期費用が安いので、住み替えることもできる。
・介護サービスを必要に応じて自由に選択することができる。
・キッチン、浴室も部屋についているため自由度が高い。

**デメリット**

・介護状態が重度になった場合、退去の可能性がある。
・入居者同士の交流がほとんどない。
・食事の提供、訪問介護などを希望する場合は、別に契約する必要がある。

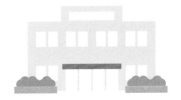

# 介護離職を防ぐために使える制度

## 介護休暇と介護休業、介護休業給付金を利用しよう

介護や看護のために離職する介護離職者数は2017年に約9万人になりました（右グラフ参照）。2000年代に比べると約2倍に増加していて、今後も離職する割合は増加する傾向にあります。

会社に雇用されて働いている人は、家族に介護が必要な場合に使うことができる制度があります。介護をするために会社を休まなければならない状況になった場合に、有給休暇とは別に取得できるのが「**介護休暇**」と「**介護休業**」です。

「介護休暇」は2週間以上の期間にわたりつねに介護が必要な状態（要介護状態※1）にある対象家族の介護や世話をする労働者に対して与えられる休暇です。**1年度で5日間、要介護状態の家族が2人以上いる場合は10日**を限度として取得できます※2。

「介護休業」は同じく要介護状態にある対象家族を介護するための休業制度です。**対象家族1人につき通算93日に達するまで、3回を上限として分割で取得**することが可能です。

介護休暇の場合、会社によっては賃金が払われない場合があります。そんなときに活用したいのが「**介護休業給付金制度**」です。1回の介護休業につき、介護休業を開始した日から起算した1カ月ごとの期間（その1カ月の間に介護休業終了日を含む場合はその介護休業終了日までの期間）の支給額を計算し支給されます。介護休業を分割取得している場合は支給額は分割して支給されます。

介護離職は生活が不安定になり、介護する人も疲弊します。制度を利用して仕事を続ける道を探すようにしましょう。

※1）「要介護状態」の判断基準は介護保険制度の要介護区分とは異なります。
※2）年度を事業主が特に定めない場合は毎年4月1日から翌年3月31日まで。

## ● 介護離職者数の推移

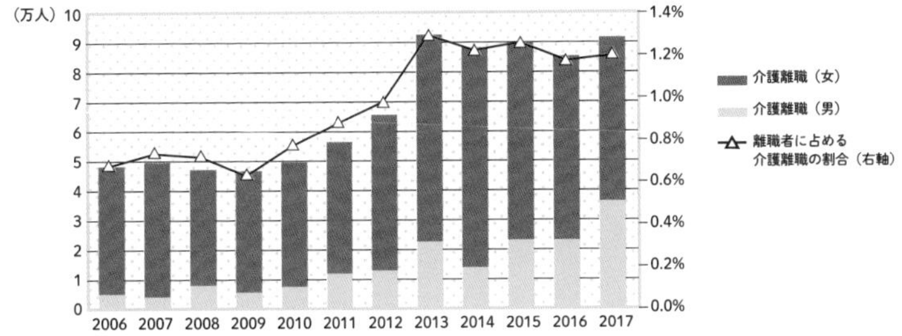

出典：大和総研「介護離職者数の推移」
https://www8.cao.go.jp/kisei-kaikaku/suishin/meeting/wg/hoiku/20190109/190109hoikukoyo01.pdf

介護を理由に離職する人は、男性が徐々に増えてきているものの
女性の割合はいまだに多く、全体の約70％を占めます。

## ● 介護休暇と介護休業

### 介護休暇

### 介護休業

■対象家族

■対象家族

配偶者（事実婚を含む）、父母、子、配偶者の父母、祖父母、兄弟姉妹、孫

■対象労働者

・要介護状態にある家族を介護する男女
　の労働者
・労使協定により次の労働者は取得でき
　ないことがある
　①雇用期間が6カ月未満
　②1週間の所定労働日数が2日以下
・日雇いの労働者は除く

■対象労働者

・要介護状態にある家族を介護する男女
　の労働者
・有期雇用者の場合は次のいずれにも該
　当する必要がある
　①同一の事業主に引き続き1年以上雇
　　用されている
　②取得予定日から起算して93日～6カ
　　月の間に労働契約を満了することが
　　明らかでない
・日雇いの労働者は除く

☐ 1年度で5日間取得可能
☐ 要介護状態の家族が2人以上
　いる場合は10日を上限として
　取得可能

☐ 対象家族1人につき通算93
　日に達するまで、3回を上限
　として分割取得可能

# 介護保険サービスの未来はどうなる?

## 政府が進める混合介護とは何か?

2017年時点の要支援・要介護の認定者数は633万人で、17年で約2.9倍に増加しています。これを支えるため、介護保険料は今後も上昇すると予想されています。65歳以上の高齢者人口は増加すると推計されており、どのように介護費用の財源を確保し、介護する人材を育成、確保していくかが今後の国の課題です。

現在の介護保険サービスでは財政・人材の両面で限界が来るため、国が進めようとしているのが「混合介護」です。**「混合介護」とは介護保険サービスと介護保険外サービスを組み合わせた**介護サービス。すでに厚生労働省は2018年に混合介護の提供ルールについて示しており、近い将来、取り入れられることが予想されます。

「混合介護」は**介護される側と介護する側それぞれにメリット**があります。介護事業者に頼めることが増えるので、たとえば訪問介護のあとに庭の草むしりやペットの散歩もしてもらえると、生活の質がより高まります。遠距離介護や就業している家族にとっては、介護保険と保険外のサービスを組み合わせて**介護や見守りをしてもらう時間を増やすことができるので、介護離職を防ぐ**ことにつながります。また介護事業者にとっては、介護保険報酬のほかに保険外サービスの収入が加わります。

一方で問題点としては、介護にあたる介護福祉士は介護の専門職なのに家政婦（夫）と混同した扱いを受ける恐れがあること。悪徳業者による高額サービス押しつけの懸念や、保険外サービスはお金がかかるため富裕層しか使えないという指摘もあります。

## 混合介護のメリット、デメリット

介護される側、介護する側の両方にメリットとデメリットがあります。賛否両論がありますが、介護の質と量を向上させることができると期待されています。

**介護される側** / **介護する側**

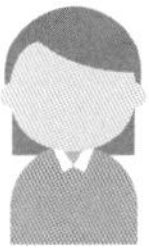
利用者

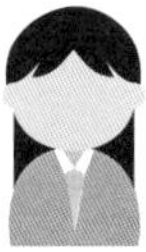
利用者の家族

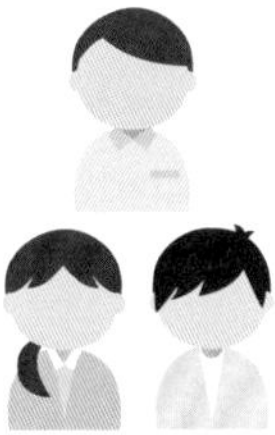


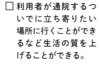

**メリット**

介護される側
- □ 利用者が通院するついでに立ち寄りたい場所に行くことができるなど生活の質を上げることができる。
- □ 介護のほかの家事などが軽減され利用者の家族の負担が減る。

介護する側
- □ 定められた介護報酬の介護保険サービス以外のサービスをあわせて提供して収入アップにつながる。

**デメリット**

介護される側
- □ 利用者の負担額が多くなる。
- □ 悪徳業者が利用者に対して高額な請求することも考えられる。

介護する側
- □ 介護事業者の業務の境界線がなくなる。
- □ 専門職である介護福祉士が家政婦（夫）と混同される恐れがある。

## 混合介護でできること

介護保険サービスと介護保険外サービスを同時に行ったり、組み合わせて使うことができます。生活に密着したサービスが多くなることが予想されます。

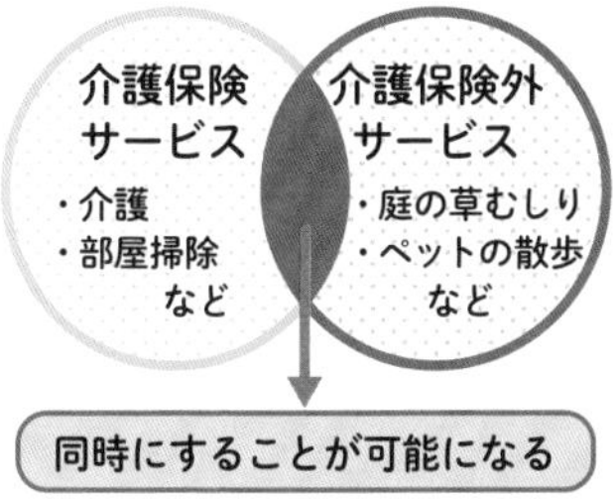
介護保険サービス
・介護
・部屋掃除
など
介護保険外サービス
・庭の草むしり
・ペットの散歩
など
同時にすることが可能になる

**たとえば…**

- □ 利用者を介助したあとに庭の草むしりをする
- □ 病院につき添ったついでにペットの散歩をする
- □ 利用者の部屋だけでなく、利用者と家族が使うリビングを掃除する

参考：みんなの介護「ニッポンの介護学」第545回
https://www.minnanokaigo.com/news/kaigogaku/no545/

Column

## 現場を担う介護者が変わっていく!

2025年における全国の介護人材の需給ギャップは37.7万人（需要約253.0万人・供給約215.2万人）と推計されています。介護を担う人材はいまでも不足していますが、将来もっと不足することになるのです。日本の生産年齢人口が減少していくことは決まっているため、未就労の女性、若者、65歳以上の高齢者など幅広い人材の活用が求められますが、なかでも期待が高いのが外国人の登用です。

じつは2008年から将来の需要ギャップを予想して、経済連携協定（EPA）により、インドネシアから看護師、介護福祉士候補の学生の来日が始まりました。現在では、インドネシア、フィリピン、ベトナムの3カ国から学生がやってきています。

2019年1月1日現在、EPAの介護職員は全国667カ所の施設で3,165人が働いています。主な施設は特別養護老人ホーム、介護老人保健施設などです。また介護福祉士の資格を取得するため、日本に留学する外国人が増えてきており、2016年257人、2017年591人、2018年1,142人となっています。

実際、外国人の介護職員に対する利用者のアンケートでは、65.1%が満足と答えていて、丁寧な声掛けや対応などが評価されています。

今後は介護現場には外国人介護福祉士の姿があたりまえにみられるようになるかもしれません。

出典：武中朋彦「外国人介護人材の受け入れについての課題と対策」（商大ビジネスレビュー第7巻第3号 2017年9月 P.63-104）
https://www.u-hyogo.ac.jp/mba/pdf/SBR/7-3/063.pdf
厚生労働省「外国人介護職員の雇用に関する介護事業者向けガイドブック」
https://www.mhlw.go.jp/content/12000000/000496822.pdf

# Part 6

介護うつにならない！

# 認知症介護の適切な対応

# 認知症の人が見ている世界

## 認知症には特徴的な心理状態がある

認知症になると以前とはまったく違う性格になってしまう人や、無表情で感情を表に現さなくなる人などさまざまです。

しかし、内面では人としてさまざまな感情や心の動きをしています。認知機能は低下していても、豊かな感情や人への感謝、思いやりを抱いています。

認知症の人には**「不安」「うつ状態」「執着」「怒り」といった症状がみられます。**

いままで思い出せていたことが思い出せなくなったり、できていたことができなくなることで、これから自分はいったいどうなってしまうのかといった「不安」や自分への苛立ちから気持ちが落ち込む「うつ状態」がみられます。

また記憶が間違っても自分を正当化しようと「取りつくろう」行動が多くなります。できない、思いどおりにならないという苛立ちから「怒り」の感情をあらわにしたり、同じ状態やモノにこだわる「執着」などの行動がみられます。

一見、**穏やかに見える人でも心の中ではさまざまな葛藤があります。**これは自分が認知症になったことを想像してみれば、認知症の当事者の気持ちがよくわかるはずです。

そのため、認知症の方と接するときは、つねに相手の気持ちを理解することに努めなければなりません。**できないことを否定せず、できることを尊重し**ともに行動していくことが必要です。

「認知症まるごとぜんぶ図解」（三宅貴夫著　メディカ出版）P.92をもとに改変

## 認知症の人が抱いている感情

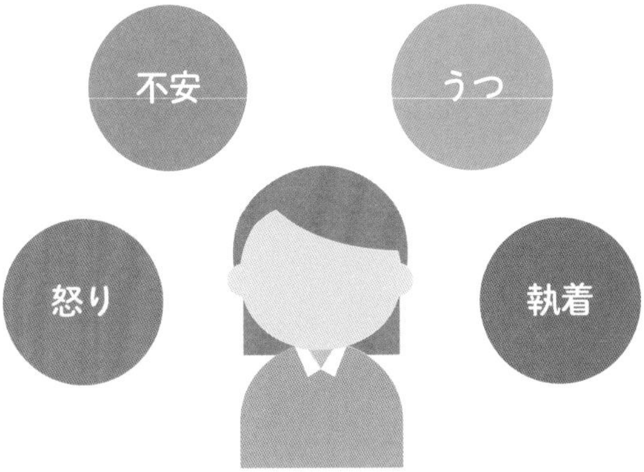


認知機能は低下していても、さまざまな感情を持っています。周囲に気をつかったり思いやりを示すこともできますが、認知症の進行によって少なくなります。

## 認知症の人への対応の仕方

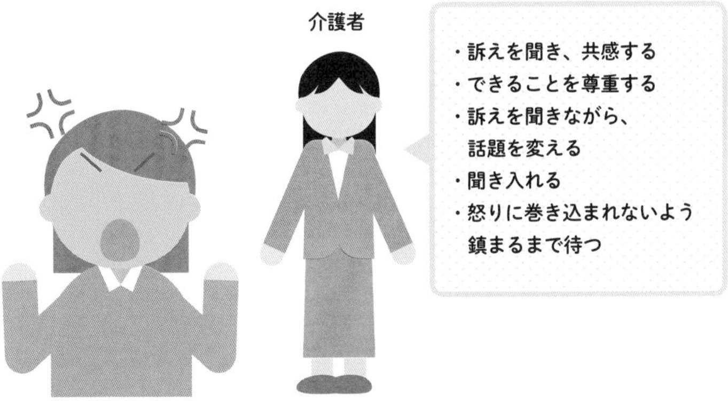

介護者
・訴えを聞き、共感する
・できることを尊重する
・訴えを聞きながら、
話題を変える
・聞き入れる
・怒りに巻き込まれないよう
鎮まるまで待つ


不安や苛立ちを抱きやすいという認知症の人ならではの性質があることを理解し接しましょう。「待つ」「認める」という気持ちを持つことが大事です。

# 認知症の人にかける言葉

## 「患者」と呼ばれることが認知症の人には一番のショック

認知症の人は認知機能は低下していますが、感情や自尊心は以前と変わらないという人が多くいます。そのため**「認知症患者」と呼ばれることに傷ついたり、嫌悪感を示す**人が少なくありません。また「患者」と呼ばれることで、**日常生活の範囲が狭まったり、ストレスを感じる**人が多くいることを覚えておきましょう。

認知症の人に声かけするときには気をつけることが3つあります。1つ目は、話しかける際には必ず**相手の目の前で話しかけること**です。後ろから声をかけても、本人は自分の世界に浸っていることもあり気づかないことが多いです。視界の中に入り、相手が認識したら「○○さん」と呼びましょう。

2つ目は、**2つ以上の話題を同時に話さないこと**です。「着替え終わったら食堂へ行ってください」ではなく「食堂へ行ってください」と1つの動作を伝えるほうが混乱がなくなります。お願いすることは1つだけと決めておきましょう。

3つ目は、**目線を合わせて低い声で話しかけること**です。本人の視界に入ったことを確認し、目線を合わせてからしゃがんで声をかけます。耳が遠くなると、高い声が聞き取りにくくなるので、低い声でゆっくりはなしかけるようにしましょう。

また話しかけるときに言葉使いにも注意が必要です。「パソコン」「スマホ」「iPad」など、**カタカナの言葉は伝わりにくい傾向がある**ため、なるべく控えるようにしましょう。一方、本人の出身地の言葉はいくつになっても忘れないといわれています。

## 認知症の人への声のかけ方

認知症の人とコミュニケーションをとる際、ルールを守って行わないとよかれと思ってやったことが相手を困惑させたり、傷つけたりすることにつながります。まずは3つのルールを守って話しかけてみましょう。

### 本人の目の前で話しかける

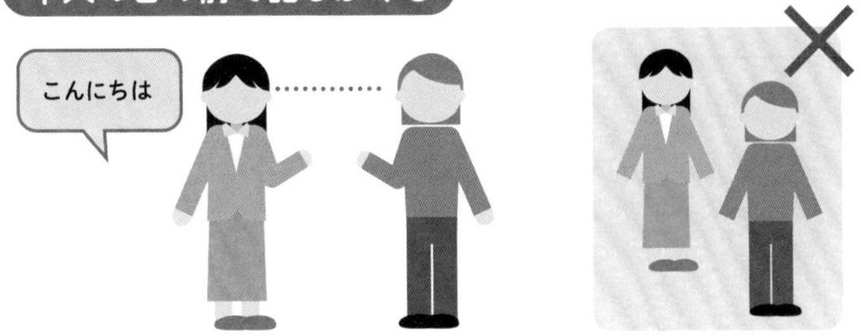


### 2つ以上の話題を同時に話さない

### 目線を合わせてゆっくり低い声で話す

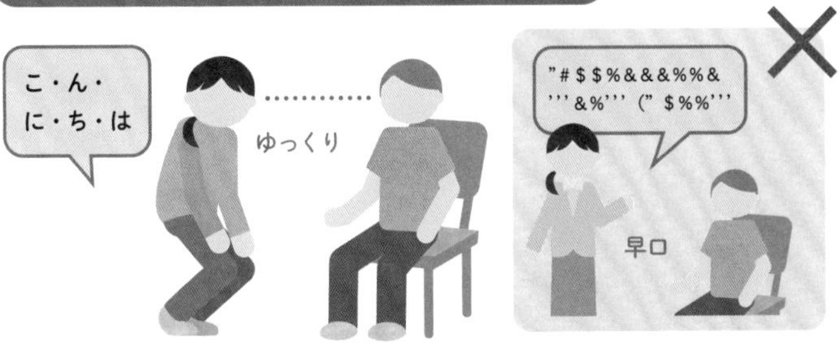


参考：「認知症は接し方で100%変わる！」（吉田勝明著　IDP出版）P.36～39

# 認知症の人への対応①
# ～幻覚・妄想

## 認知症に代表される2大症状の対処法とは

幻覚、妄想は認知症になった多くの人に現われる症状です。これらの症状は周りの人の対処の仕方によって、悪化することもあれば和らぐこともあります。幻覚はレビー小体型認知症（P.56）の8割にみられます。

幻覚の症状の中には、見えないはずのものが見える**幻視**、聞こえるはずのない音が聞こえてくる**幻聴**、見えているものが別のものに見えてしまう**錯覚**があります。**認知症の初期から中期にかけて出現する症状**といわれています。

特に幻視の訴えは多く、「家の中に知らない人がいた」「虫が壁をはっている」という例がよくみられます。このようなときは「知らない人はさっき帰っていきました」「(壁をはらう仕草をして）追い払いました」といって安心させてあげることが大切です。幻聴や錯覚の訴えがあったときも一緒で、「聞こえない」「見えない」と**否定せず、肯定したうえで対処する**ことを考えましょう。

妄想は介護者を悩ませる症状の1つでもあります。もっともよくみられるのが「**物盗られ妄想**」で財布の置き場所を忘れているのに「誰かに財布を盗られた」「○○が盗んだところを見た」など、現実にはあり得ない状況をいい出します。そんなときは「財布がなくったなんて大変！一緒に探します」のように同調しましょう。妄想にはほかにも「迫害妄想」「嫉妬妄想」「見捨てられ妄想」があります（右ページ)。いったん本人の話を受け入れることが、いたずらに本人を刺激しないことにつながります。

## ▶ 4タイプの妄想

もっとも多いのが「物盗られ妄想」、次いで「見捨てられ妄想」が多くみられます。「嫉妬妄想」「迫害妄想」は特にレビー小体型認知症の人にみられます。

### 物盗られ妄想

例：バッグの財布を
ヘルパーさんに盗まれた！

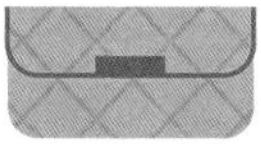

財布、印鑑、通帳などお金に関わる大事ものを介護者やヘルパーに盗まれたというパターンが多く、トラブルになりやすい。

**対処法**　「一緒に探しましょう」
（物の置き場所を決めておく）

### 見捨てられ妄想

例：老人ホームに置きざりにされる！

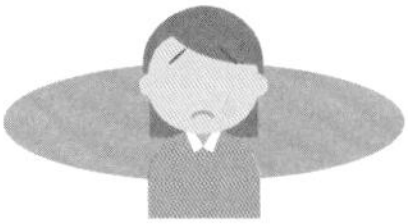

認知症である自分が家族の重荷になっていると感じて起こる思い込み。介護者を責めるパターンが多い。

**対処法**　「大丈夫、一緒にいるよ
（会いにくるよ）」
（話す機会を多く作る）

### 嫉妬妄想

例：妻が浮気している

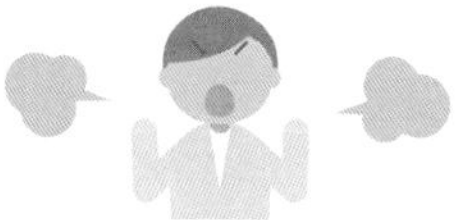

妻が冷たい態度をとると浮気していると思い込み、妻を責める。浮気をしている現場をみたと思い込み、人に相談するなどがみられる。

**対処法**　「どうしてそう思うの？」
（コミュニケーションを
多くとるようにする）

### 迫害妄想

例：自分だけのけ者にする！

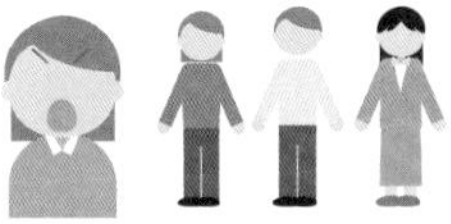

敵対する相手や苦手とする相手から危害を加えられたり、毒を盛られたといい出すことも。自分の身を守るために食事を拒否することもある。

**対処法**　「ちゃんと話を聞かせて
何かできることが
あるかもしれない…」

「認知症は接し方で100%かわる！」（吉田勝明著　IDP出版）P.119〜120
「ぜんぶわかる認知症の事典」（成美堂出版）P.120〜121をもとに改変

# 認知症の人への対応②～徘徊・周徊

## 介護者の大きな負担となる徘徊と周徊

認知症で現れる心理・行動症状のなかでも家族や介護者を心身ともに追いつめていくのが**徘徊と周徊**です。特に徘徊は、一度自宅を出ると歩き回り、行方不明になってしまうことも。認知症で行方不明になる人は年間約1万人ともいわれています。

徘徊は**アルツハイマー型認知症では初期から出現し中期には頻繁に現れる**ようになります。**血管性認知症では夜中の徘徊**が多くみられるようになります。

家の中で徘徊する場合は、一緒にしばらくの間歩いてあげて部屋に戻るようにしましょう。外に出ようとする場合は、玄関のドアが開いたら鈴が鳴るようにする工夫をしましょう。また本人にGPSのついた通信機をつけたり、連絡先が書いてある名札やワッペンをつけておくようにしましょう。

ほかにも、**毎日同じルートを早足でひたすら歩き続ける周徊**という行動がみられることがあります。周徊の場合、道に迷うことはほとんどありません。ただ食事や水分も摂らず歩き続けるため、命の危険にさらされることもあります。

また**夕方から夜にかけての徘徊は体内時計が乱れることで起こる**といわれているため、専門医を受診し昼夜逆転のリズムを改善することから始める必要があります。

徘徊と周徊が生じると、家族の負担が特に大きくなります。主治医に相談し、連携するようにしましょう。

「ぜんぶわかる認知症の事典」（成美堂出版）P.110～111をもとに改変

## 徘徊と周徊の対処法

認知症が進行すると家の中や外を歩き回る徘徊、周徊かみられます。その際にどのように対処すればよいか紹介していきます。

### 家の中での徘徊・周徊

#### 声をかける

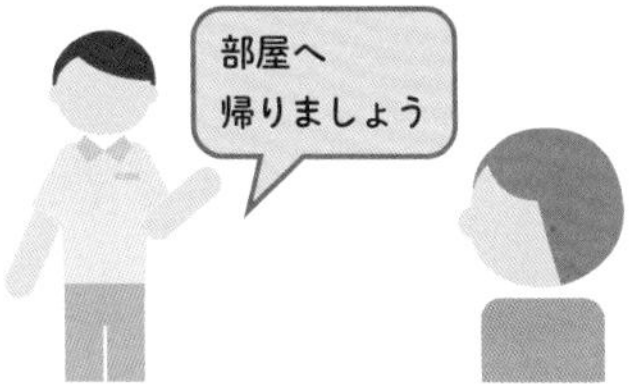


何か探し物をしていたり、トイレに行きたくて徘徊しているのかもしれません。まずは声をかけてみましょう。

#### 段差を取り除く

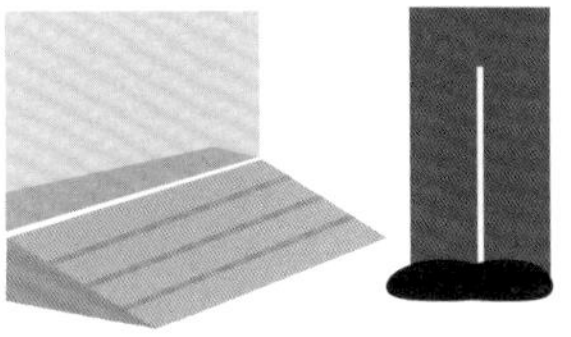

部屋の中で徘徊、周徊する場合はつまづいて転倒しないように段差を整えたり、物を取り除いておきましょう。

### 外での徘徊・周徊

#### 玄関に鈴をつける

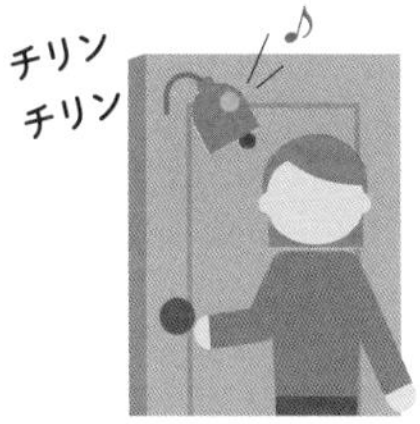


外での徘徊を防ぐために玄関のドアに呼び鈴をつけたり、ドアや窓を開けにくくするような工夫をしましょう。

#### 連絡先を書いたワッペンをつける

上着やズボン、靴などに連絡先と名前などを書いたワッペンや名札をつけるようにすれば、連絡してもらえます。

#### GPS機能のついた通信機をつける

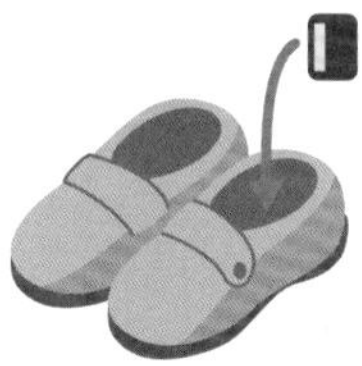

腕時計型や靴の中に内臓できるGPSなど種類もさまざま。本人が嫌がらないタイプのものを選びましょう。

「認知症は接し方で100%かわる！」（吉田勝明著　IDP出版）P.125～127をもとに改変

# 認知症の人への対応③
# 〜暴力・暴言

## トラブルになりやすく介護疲れをまねく原因に

認知症の症状が進んでいくうちに、暴力や暴言など身近な人に攻撃的になる行動がみられることがあります。この症状は家族や介護者に対しての不満や怒りのために出ているわけではありません。前頭葉の怒りを抑える神経伝達物質が減少し、攻撃性を高めるドパミンなどが増えるためといわれています。

特に**前頭側頭型認知症では怒りっぽくなったり、興奮する**症状（易怒性）がみられます。血管性認知症やアルツハイマー型認知症でもみられますが、**レビー小体型認知症では夜間の暴言、暴力**がよくみられ、家族や介護者の負担が大きくなる傾向にあります。

認知症の人は、**認知症であることを受け入れられない苛立ちやいままでできたことができなくなっていることへの不安**を抱えているため、それが暴力、暴言として現れることも考えられます。

たとえば、声をかけずに介助すると、「何をするんだ」と感情が先に出て怒鳴られてしまったり、叩かれたりということがよくあります。そんなときは、声かけをしなかったことに対し「ごめんなさい」と謝りましょう。誠意をもって接して、必要ならちゃんと謝るという姿勢が大事です。

なかなか動いてくれない、洋服を脱いでくれないというときは、**無理やり行うことはやめましょう**。恐怖を覚え、介護拒否になることがあります。

なぜ暴力が起きるのか、なぜ暴言を吐くのか、その理由を考えることで予防・対処につながります。

## 暴言・暴力への対処法

暴言や暴力が現れたとき、介護者が自分の身を守るためについ言葉や力で対抗してしまいがちですが、逆効果になります。まずは以下の対処法を試してみてください。

### ①本人と距離をとる

認知症の人に暴力や暴言がみられたら、できるだけ物理的に距離をとりましょう。ほかの人に交代してもらい対応するなど対処しましょう。

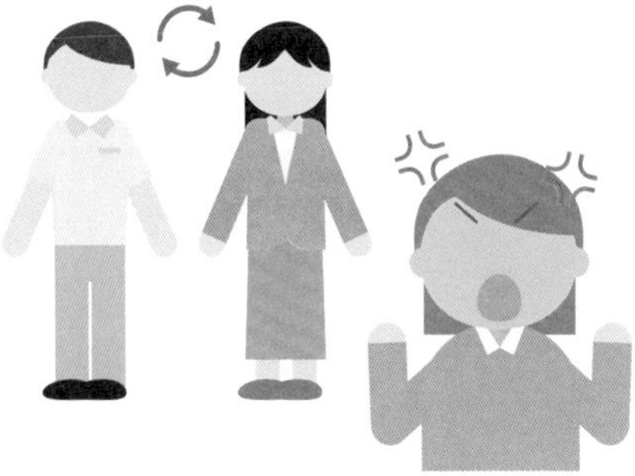

### ②本人と感情的な距離をとる

別室で過ごすなどして感情的に距離をとり、気持ちを落ち着けましょう。平常心を取り戻すことが必要です。

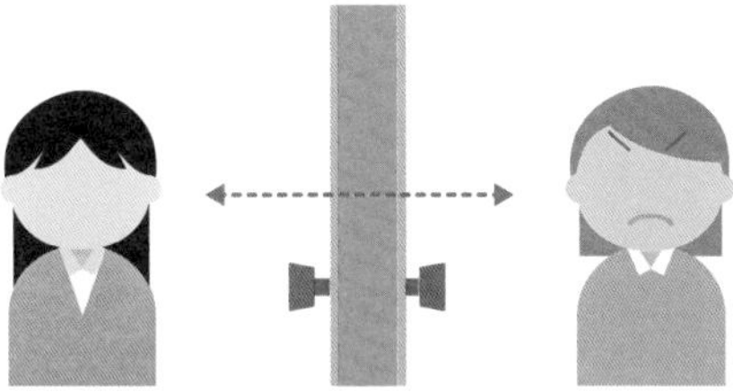

### ③誰かに相談する

暴力・暴言をされたことを一人だけで抱え込まないでください。家族や友人などに話せる範囲でいいので、言葉に出してみましょう。

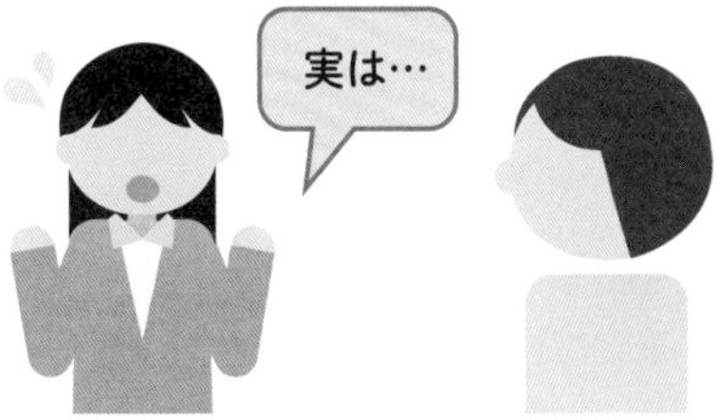


「認知症は接し方で100%かわる！」（吉田勝明著　IDP出版）P.123～124をもとに改変

# 認知症の人への対応④ ～不潔行為

## 排泄物に触れる行動には原因がある

認知症の周辺症状として不潔行為がみられることがあります。便を手で触ったり、尿を部屋中にまき散らしてしまうなどです。これはただの**異常行動ではなく、認知機能の低下や身体症状の変化から起こる**ものです。

便を素手でつかんで、壁や洋服、寝具などにこすりつけてしまう行為を「弄便（ろうべん）」といいます。これはオムツ内に排便したことを介護者に伝えることができなかったり、オムツで皮膚にかゆみがあるなどの理由で起こります。できるだけオムツを使わないで、トイレで自然に排泄できるように検討してみることも弄便をなくすためのひとつの手段です。

また、弄便が頻繁にあると手を洗っても爪の間に便が入り込み取りにくくなります。なかなか臭いがとれず、不快感が続くため、**本人の手の爪を短く切ってあげる**ようにしましょう。

尿をまき散らす行為は、**膀胱自律神経障害が起き、頻尿がみられるレビー小体型認知症**でよくみられます。排尿する周期をチェックして、時間を見ながらトイレに行くよう声かけしてみましょう。ほかにもトイレの場所を忘れてしまって行けず、失禁してしまうケースもあります。トイレのドアに本人がわかる言葉で「トイレ」と大きく目印をつけてあげるとよいでしょう。

認知症により排尿の感覚がわからなくなって失禁してしまうパターンもあります。**2～3時間おきにトイレに一緒に行って**排尿してもらうよう促しましょう。

## 不潔行為の原因

弄便、失禁のような不潔行為はただの異常行動ではありません。認知機能の低下や体の不調など、原因があって起こる症状です。以下のような原因がないかみていきましょう。

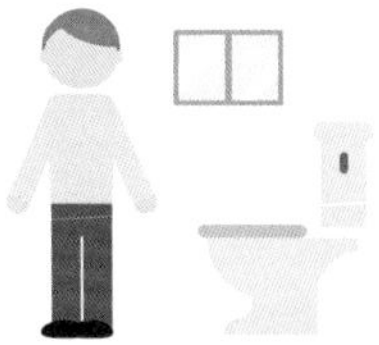

**オムツの不快感**

オムツをすることで起こるムレやかゆみなど、オムツの中の不快感が弄便の原因になっている可能性があります。皮膚を観察して赤みやかぶれがないか確認してみましょう。

↓

**皮膚に発赤や傷がないかチェック**

**残便感や残尿感、便秘**

すっきりしない残便感からオムツの中に手を入れ便を出そうとしていることがあります。特に認知症の薬は便が硬くなりやすい傾向があるため、医師や薬剤師に相談してみましょう。

↓

**医師に相談する**

**トイレの場所がわからなくなってしまう**

認知症の人の場合、家のトイレの場所もわからなくなってしまうことがあります。トイレのドアに「便所」「かわや」など本人がわかる言葉で目印をつけるようにしましょう。

↓

**「便所」「かわや」など目印をつける**

**トイレまで間に合わずもらしてしまう**

体が思うように動かず、トイレに着くまでにもらしてしまいます。介護者が2〜3時間おきにトイレに行くように声かけして、連れていくとよいでしょう。

↓

**時間を決めてトイレに行くよう声かけする**

「認知症は接し方で100%かわる！」(吉田勝明著　IDP出版) P.133〜134、P.128〜129をもとに改変

# 認知症の人に対して起こる虐待

## 社会的要因や人間関係が虐待に影響する

認知症の人は、介護者や家族からの**虐待があったとしても自分から訴えたり、防いだりすることができません**。介護は自宅や施設の自室など密室で行われることが多いため、ほかの人の目に触れることもほとんどありません。

2006年に「**高齢者虐待防止法**」（正式名称：高齢者虐待の防止、高齢者の養護者に対する支援等に関する法律）が施行されました。虐待の早期発見、介護者の支援、高齢者の早期保護など虐待の予防と問題解決を目的としています。

この法律では**「身体的虐待」「介護・世話の放棄・放任」「心理的虐待」「性的虐待」「経済的虐待」の5つ**が高齢者虐待として定義されています。これらの虐待を見つけたとき、国民は市区町村に通報することが義務づけられています。深刻な状況に陥る前に介護者が相談しやすい環境を作ることが求められています。

虐待の背景には、**社会的環境要因と人間関係が大きく影響**しています。希薄な近隣関係、認知症の高齢者を同じく高齢者が介護する老老介護などで、虐待はどの家族にも起こりうる問題です。

認知症の介護者は、介護疲れを感じていたり、介護に関する知識がないまま毎日の介護に追われてストレス過多となったり、経済的に不安定になったり……と虐待を生む要因を多く抱えています。特に介護が長期化している場合は注意が必要といえます。

実際に虐待をしそうなど自覚のある介護者は、次項の認知症家族会や認知症カフェに一度相談してみることをおすすめします。

「認知症ぜんぶ図解」（三宅貴夫著　メディカ出版）P.166～169をもとに改変

## 虐待事例における認知症の状況

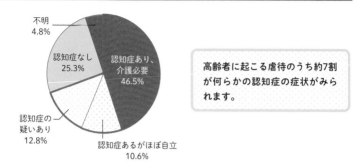

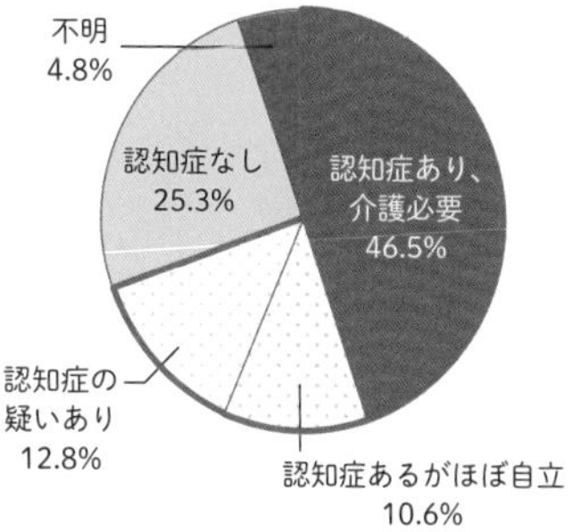


高齢者に起こる虐待のうち約7割が何らかの認知症の症状がみられます。

出典：「東京都高齢者虐待事例情報調査の結果について」（2006年）

## 高齢者の虐待の背景にあるもの

虐待は虐待をする本人、虐待をされる高齢者など個人に原因があると思われがちです。しかし、実際は社会的な環境や他人には理解できない人間関係などが要因としてあげられることが多いのが現状です。

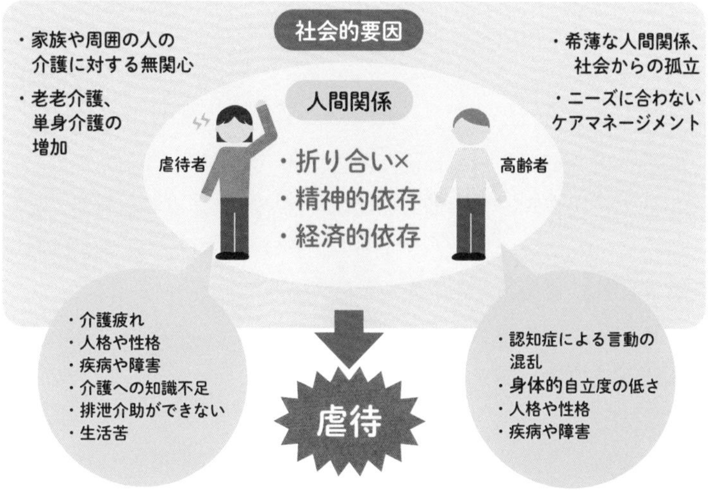


出典：東京都保健福祉局「高齢者虐待の背景」
https://www.fukushihoken.metro.tokyo.lg.jp/zaishien/gyakutai/understand/haikei/index.html

# 認知症家族会や認知症カフェに参加してみよう

## 介護者が社会的に孤立しないために

認知症の人を介護する人は社会的に孤立することが多く、ストレスを発散する場も時間もないのが現状です。介護に対する悩みを持っている人や認知症の人が集い、話すことができるのが「**公益社団法人 認知症の人と家族の会**」です。1980年に京都で設立され、現在では47都道府県すべてに支部を持っています。

主な活動は本人や介護者が語り合うための「集い」。ほかにも「集い」に参加できない人のために「会報」の発行、また各支部では会員以外からの電話相談も受けつけています。

またここ数年では「**認知症カフェ**」が注目されています。認知症カフェは2012年にオレンジプランに初めて明記され、2015年の新オレンジプランで全国の市町村に設置されることが目標とされ、現在に至っています。

認知症カフェの大きな特徴は、認知症の本人、その家族だけでなく、**地域住民や介護や医療の専門職など、当事者以外も利用できる**ところです。地域の人たちが集まり、悩みを共有し、ときには**専門職の人に相談することができる**新しい場所です。

認知症カフェの主催者は市区町村ではなく、個人、介護事業所、NPO法人などさまざま。場所も個人の自宅を開放している人もいれば、商店街の空き店舗で開いている人もいます。運営している**スタッフは看護師、介護士、社会福祉士など専門職の人を中心**に構成されています。介護者は社会的に孤立し、自分が追い詰められるまえに家族会や認知症カフェに参加してみましょう。

## ▶ 認知症の人と家族の会

認知症の人とその家族を中心として構成されています。支部は全国47都道府県にあり、会員は1万人以上です。この団体のほかにも全国に当事者団体があります。

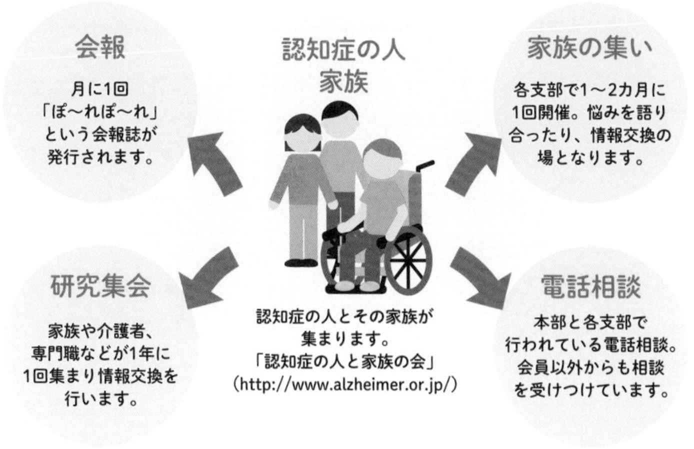


「認知症ぜんぶ図解」（三宅貴夫著　メディカ出版）P.177〜181をもとに改変

## ▶ 認知症カフェ

認知症の人やその家族だけでなく、認知症に関心のある人は参加することができます。

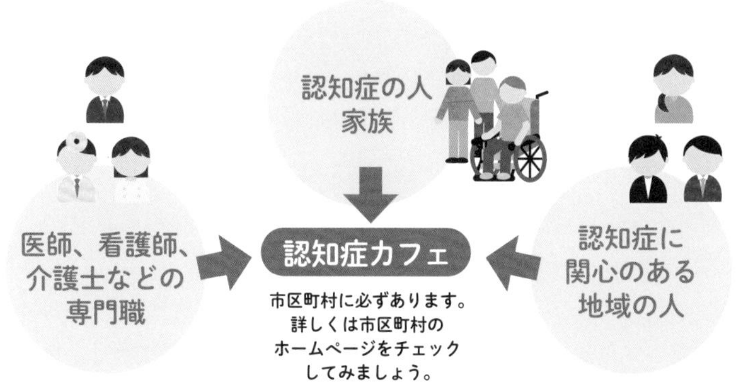


LIFULL介護「【プロが教える】認知症カフェはどんな場所？」をもとに改変
https://kaigo.homes.co.jp/qa_article/87/

# 知識が深まる 認知症サポーター制度

## 認知症の特徴的な心理状態を知りサポートする

すでに認知症の人を介護をしている人もそうでない人も、認知症について正しい知識を得たい人におすすめなのが「**認知症サポーター制度**」です。これは**認知症の人のことを正しく理解し、地域で協力し見守る**ことを目的として、2005年に厚生労働省の呼びかけでスタートした制度です。

認知症サポーターの養成講座に参加するのは小学生から大学生、地域の住民、会社員まで年齢も職種もさまざま。登録者数は12,642,675人（2020年3月31日現在※1）となっており、毎年サポーター数は増えています。

認知症サポーターになることで、**認知症の症状やその対処法、認知症の人への接し方、声のかけ方などを知る**ことができます。また、サポーターになろうとする人の多くは認知症の人に対して何らかの支援を考えている人が多いため、同じ志を持った人とつながりを持つことができます。参加者の中には実際に介護や看護の現場で働いている人もいるので情報交換の場となることもあります。

認知症サポーターになるには、各自治体、企業、NPO法人などが開催している「認知症サポーター養成講座」を受講する必要があります。基本的に受講費はかかりませんが、教材費、会場費などは参加者が負担します。

受講カリキュラムは90分間。**「認知症の症状」「支援方法」「サポーターの役割」などを学んでいきます**。受講を終えると認知症サポーターの証である「オレンジリング」が配られます。

※1）出典：認知症サポーターキャラバン　http://www.caravanmate.com/

## ▶ 認知症サポーターの年代、性別はさまざま

介護者や介護する家族だけでなく、10代以下〜70代まで幅広い年代で認知症サポーターは活躍しています。10代以下が多いのは小学校、中学校、高校で認知症サポーター講座を開催しているという理由があります。

サポーターの男女別割合

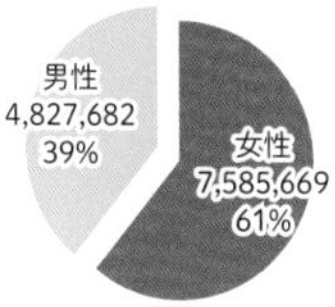


合計・性年齢別サポーター

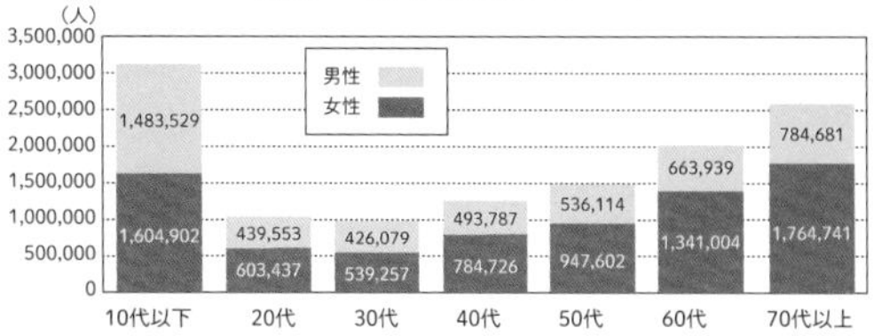


出典：認知症サポーターキャラバン
http://www.caravanmate.com/web/wp-content/uploads/2020/04/R02.3index02.pdf をもとに改変

## ▶ 認知症サポーターになるには

認知症サポーター講座は市区町村で頻繁に開かれていて、手続きも簡単。基本的に受講料は無料ですが、テキスト代、場所代などがかかる場合があります。

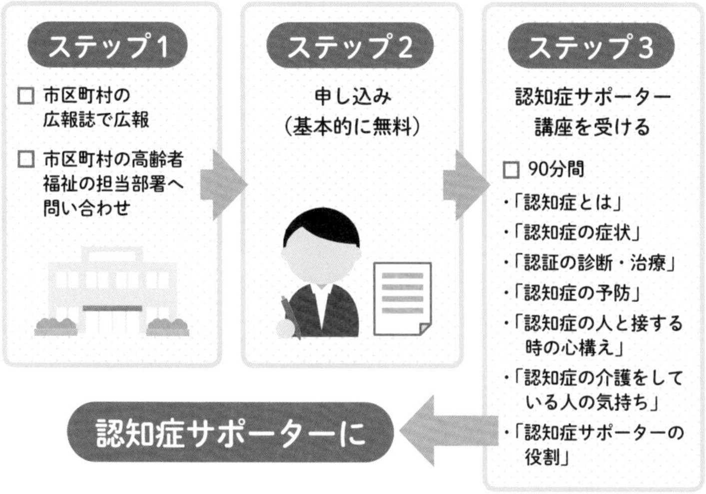

ステップ1
□ 市区町村の広報誌で広報
□ 市区町村の高齢者福祉の担当部署へ問い合わせ
ステップ2
申し込み
(基本的に無料)
ステップ3
認知症サポーター講座を受ける
□ 90分間
・「認知症とは」
・「認知症の症状」
・「認証の診断・治療」
・「認知症の予防」
・「認知症の人と接する時の心構え」
・「認知症の介護をしている人の気持ち」
・「認知症サポーターの役割」
認知症サポーターに


厚生労働省「認知症サポーター」 https://www.mhlw.go.jp/stf/seisakunitsuite/bunya/0000089508.html
認知症サポーターキャラバンとは http://www.caravanmate.com/aboutus/ をもとに改変

# 欧米では認知症有病率が減少傾向に

## 日本は先進国の中で認知症患者の割合がもっとも高い

日本の認知症有病率は**先進国35か国の中でもっとも高い2.33%**です（2017年OECD調べ）。OECD（経済協力開発機構）加盟国の認知症有病率の平均は1.48%。日本の認知症有病率が高い原因の1つとして平均寿命が延び、超高齢社会になっていることがあげられます。日本の平均寿命（2018年）は男性が81.25歳、女子が87.32歳と年々上昇しています。平均寿命が延びるほど認知症有病率が上がります。

一方で、2017年1月にアメリカ・ミシガン大学のグループが米国内高齢者の認知症の有病率が**2000年の11.6%から2012年には8.6%と有意に低下**したことを発表しました※1。これはHRS（Health and Retirement Study）というアメリカ全土から選んだ65歳以上の人口ベースの長期的な個人調査に基づく、2000年と2012年のデータを用いた研究結果です。イギリスでも65歳以上人口の認知症有病率と認知症者数を、経年調査に基づいて推計した研究が発表されました。その結果は、2011年時点の推計値が、1989〜1994年の調査に基づくと8.3%（88万4,000人）だったのに対し、**2008〜2011年の調査に基づくと6.5%（67万人）**だったのです※2。

認知症の有病率の低下とともに注目されているのが、**認知症と教育年数の関係**です。アメリカでは教育年数（就学した年数）が2000年は11.8年に対し、2012年には12.7年に増加していて、認知症の有病率と反比例する結果となっています。教育年数が長いほどどんな生活を送れば健康にいいのかを知る機会が増え、健康的な生活になり、認知症の予防にもつながるのではないかと考えられます。

※1）出典：KM Langa et al., JAMA Internal Medicine 2017; 177: 51-58.
※2）出典：FE Matthews et al., Lancet 2013; 382: 1405-1412.

## OECDが調査した認知症有病率の割合

日本はOECDの加盟国35か国中で認知種有病率の割合が2.33%ともっとも高いという結果に。高齢化が進む日本では2037年に3.8%まで上昇すると考えられています。

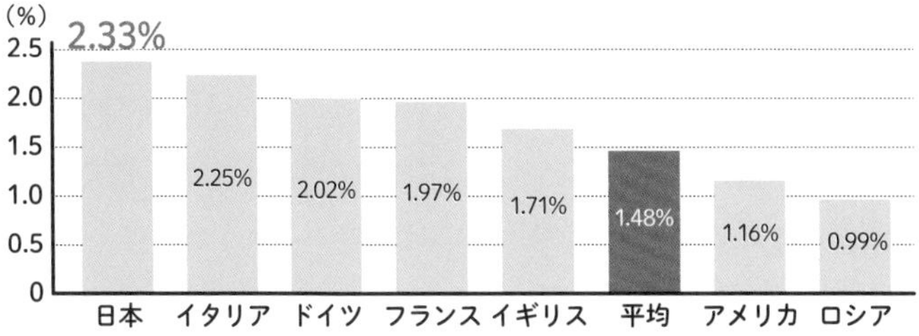


OECD「図表で見る医療2017」をもとに改変
https://read.oecd-ilibrary.org/social-issues-migration-health/health-at-a-glance-2017/dementia-prevalence_health_glance-2017-76-en#page2

## 教育年数が長いほど健康的な生活を送る傾向に

教育年数が長いほど、健康に関する知識＝ヘルスリテラシーが向上し、認知症の予防につながる生活習慣を獲得できるのではないかと考えられています。

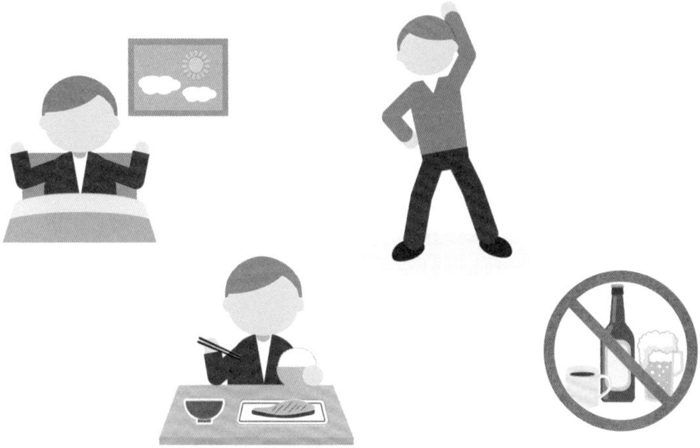

# 認知症の人とともに生きる社会の実現へ

## 認知症の人と共存できる社会を作る

厚生労働省は、認知症の人が**2025年に65歳以上の人口の5分の1、2060年には65歳以上の人口の3分の1**になると予測しています。高齢者で認知症の人はありふれた存在になり、認知症との共存が求められるようになります。

いま認知症になると、社会活動から外れて介護や看護を受けるという発想がふつうです。しかし、それを支える労働力人口が不足していくと、この考え方を捨てなくては認知症と共存する社会は作ることができなくなります。そう遠くない将来、**認知症と診断されても働くことができる人は、何らかのかたちで地域へ出て社会参加する**ことが必要になると考えられます。

また、認知症の人たちから働きたいという希望もあり、社会や地域に役立つことがしたいという人もいます。すでに認知症の人が活躍している例もあります。商社勤務の経験から英語に堪能なので通訳のボランティアをする、積極的に何かするわけではなくても子どもたちと一緒に時間を過ごす、認知症の経験を語る、などその人の特性を活かした社会貢献です。

認知症の人の就労だけでない社会参加全般を実現するには、一緒に働く人のサポートが欠かせません。仕事場まで送迎したり、作業の途中でわからなくなったときは手助けを自然にできるように、誰もが認知症を理解する必要があります。認知症を人間の多様性の1つととらえて、認知症の人でも**サポートを受けながら働くことがあたりまえになる社会**への変化が求められています。

## 認知症の人をサポートして共存する社会に

周囲の人のサポートがあれば認知症と診断される前と変わらず働くことができる人は多い。周りの人が認知症の人への理解を深め、どれだけサポートできるかが鍵となります。

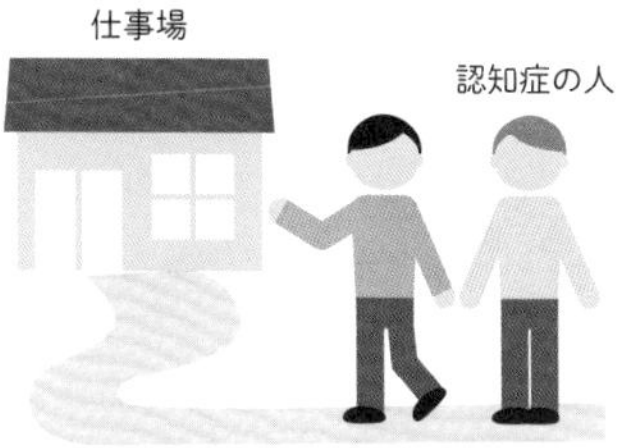


仕事場まで一緒に行く

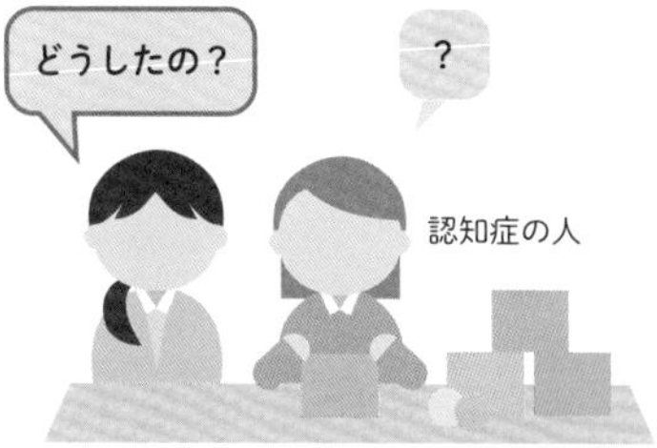


仕事がわからなくなったら教える

## 認知症の人ができる働き方

新しいことを覚え、ほかの人と同じペースで働くことは難しくても、ほかの分野でできることはたくさんあります。実際に認知症の人がやっている仕事を紹介します。

**昔の経験を活かす**

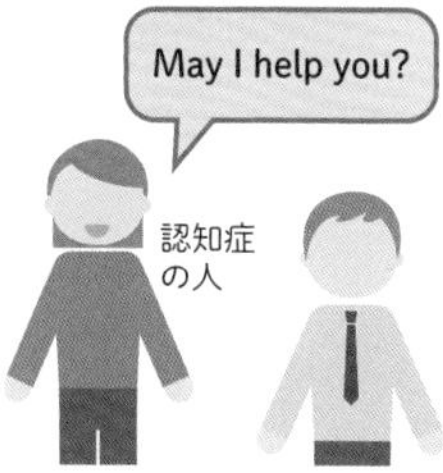


会社員時代、英語を使っていた人が通訳を、植木職人だった人が門松作りをするなどの仕事。

**そこにいるだけでOK**

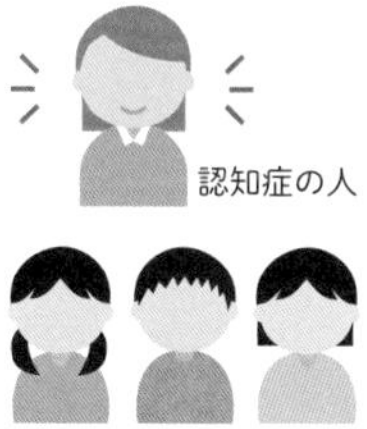


子どもたちの集まる場所での見守りや、幼児たちにお手玉、折り紙を教えるなどの仕事。

**認知症の経験を語る**

当事者として体験を語ったり講演したり、ほかの認知症当事者の相談に乗るなどの活動。

「認知症フレンドリー社会」(徳田雅人著　岩波新書) P.162～170をもとに改変

# 認知症をサポートする団体・情報サイト集

## 厚生労働省、政府関連

| | |
|---|---|
| 知ることからはじめよう　みんなのメンタルヘルス総合サイト | 厚生労働省が心の健康や病気、その病気の支援やサービスについて発信している。認知症の症状、治療法、経過、家族や周囲の方へのアドバイスなどが最新のエビデンスとともに紹介されている。<br>https://www.mhlw.go.jp/kokoro/ |
| 認知症施策 | 国がかかげる認知症の施策について詳しく紹介されている。ほかにも認知症と診断を受けた人へ向けたガイドブックや若年性認知症と診断された本人、家族へむけたハンドブックなどのデータがPDFで提供されている。<br>https://www.mhlw.go.jp/stf/seisakunitsuite/bunya/hukushi_kaigo/kaigo_koureisha/ninchi/ |
| 政府広報オンライン | 国の政策、施策、取り組みの中から、認知症の人やその家族に役立つ身近な情報をまとめている。自分や家族が認知症になったとき知っておきたい認知症の基本を質問形式で紹介しているため理解しやすい。<br>https://www.gov-online.go.jp/useful/article/201308/1.html |
| 法務省<br>成年後見制度 | 認知症で判断能力が不十分になった人のために、また将来、そのような不安がある人のために法務省が成年後見制度についてわかりやすく解説しているサイト。パンフレットがPDFで添付されているためプリントアウトしてみることができる。<br>http://www.moj.go.jp/MINJI/minji17.html |
| 公益社団法人<br>成年後見センター・リーガルサポート | 成年後見制度の普及と成年後見人の養成のために全国の司法書士によって設立されたサイト。成年後見制度や申立手続き等の相談、「親族後見人養成講座」、講演会、説明会などの開催をしている。<br>https://www.legal-support.or.jp/ |
| とうきょうと<br>認知症ナビ | 東京都の認知症ポータルサイト。認知症の基礎知識や医療機関検索、相談窓口、調査報告、行事案内などの情報を掲載。「知って安心認知症」パンフレットは日本語版、英語版、中国語版、韓国語版がありダウンロードできる。<br>https://www.fukushihoken.metro.tokyo.lg.jp/zaishien/ninchishou_navi/ |

## 認知症の人や家族、有志などが集う団体

| | |
|---|---|
| 公益社団法人<br>認知症の人と家族の会 | 認知症の人と家族、介護者を中心とした全国的な民間団体。介護経験を語り合う「集い」を各地で開催し家族や介護者たちの心の支えとなっている。毎月、会報誌を発行し認知症に関する情報を提供。47都道府県に支部がある。<br>http://www.alzheimer.or.jp/ |
| 認知症を学ぶ会 | 実際に臨床現場で認知症の治療、看護、介護にあたっている人々の情報交換の場。認知症診療の技術向上のために設立された。病名、薬の処方、症状などそれぞれに掲示板が用意され情報交換している。ユーザー登録をしてログインが必要。<br>http://www.ninchi119.com/ |
| 認知症介護情報ネットワーク | 「認知症介護研究・研修センター」が提供するサイト。認知症がどのような病気で、どのように接するのがよいか。認知症の介護、環境、予防はどのようにすればよいかをコラム形式で紹介。認知症の介護について動画で学べる。<br>https://www.dcnet.gr.jp/ |

| | |
|---|---|
| NPO法人<br>認知症フレンド<br>シップクラブ | 認知症になっても変わらない暮らしができる社会の実現を目指して活動している全国のネットワーク団体。ワークショップ、講演会、認知症の人でも安心して暮らせるまちづくりの推進事業などを行っている。<br>http://dfc.or.jp/ |
| 特定非営利活動法人　若年性認知症サポートセンター | 若年性認知症になった本人、家族への支援、サポートの推進を行っている。若年性認知症に関する知識や相談先、近くの家族会の連絡先などの情報提供や支援者を育てるための基礎研修を実施している。<br>http://jn-support.com/ |
| 特定非営利活動法人<br>若年認知症交流会<br>小さな旅人たちの会<br>(ちいたび会) | 東京・中野区、杉並区周辺を中心とした身近な地域の若年性認知症の本人、その家族の交流会。専門医、医療専門職、介護専門職、支援者たちが集まる「ともに集い共感できる場づくり」を目指した交流会。<br>http://chiitabi.jp/ |
| レビー小体型<br>認知症サポート<br>ネットワーク | レビー小体型認知症の本人やその家族、またレビー小体型認知症について知りたいと考えている人との情報共有を行っている。全国各地で開催される交流会やイベント情報が地区ごとに検索できる。<br>http://dlbsn.org/ |
| アルツハイマー病<br>情報サイト | 高齢者、アルツハイマー病を診断された人、その家族にむけて、米国国立加齢研究所アルツハイマー病啓発・情報センター（Alzheimer's Disease Education and Referral Center：ADEAR）が配信するアルツハイマー病に関する情報。<br>http://adinfo.tri-kobe.org/ |
| 一般社団法人<br>日本認知症コミュニケーション協議会 | 認知症の人に対して、音楽療法や園芸療法などアクティビティ・ケアを活用したコミュニケーションで生活支援やサポート。認知症のケアだけでなく予防にも効果があるため、家族や介護者も参加できるイベントを開催している。<br>http://www.jadecc.jp/ |
| NPO　認知症予防<br>サポートセンター | 認知症の予防に取り組む全国の自治体等に講演会、講座、講師の派遣を行っている。ほかに認知症予防プログラムとして認知症予防に効果のある行動を習慣化していくための活動を地域で行っている。<br>https://www.iiyobou.org/ |
| 公益財団法人<br>認知症予防財団 | 認知症問題への対応の道を探り、豊かで明るい希望に満ちた長寿社会の実現を目指し活動。会報誌の発行のほか、認知症の予防・治療に関する調査研究や介護する家族への支援活動を行っている。<br>https://www.mainichi.co.jp/ninchishou/ |
| 一般社団法人<br>全国認知症介護指導者ネットワーク | 認知症介護に関する専門的な知識や技術を習得した認知症介護指導者に向けたサイト。指導者向けの研修会情報、セミナー、講演会情報を掲載している。<br>https://zenkoku-ninchishou.net/ |

## 研究会、学会関連

| | |
|---|---|
| 日本認知症学会 | 1982年に設立された学会。認知症に関連する臨床、基礎の諸分野の科学的研究の発展のために学術集会や学会誌の発行などを行っている。最新の認知症治療に関する情報や研究発表を知ることができる。<br>http://dementia.umin.jp/ |
| 一般社団法人<br>日本認知症<br>ケア学会 | 認知症ケアに対する知識、高度な技術、倫理観を備えた認知症ケア専門士たちが集う学会。認知症ケア専門士のいる全国の施設や団体を一般の人も検索することができる。<br>http://www.chihoucare.org/ |

| | |
|---|---|
| 公益社団法人<br>日本老年精神<br>医学会 | 老年精神医学についての優れた学識、高度な技能、倫理観を備えた臨床医を日本老年精神医学会専門医として認定している学会。高齢者のこころの病と認知症に関する専門医を検索することができる。<br>http://www.rounen.org/ |
| 一般社団法人<br>日本老年医学会 | 老年医学に関する学術集会の開催などを行っている。日本老年医学会専門医、指導医をサイト上で検索できる。高齢者の医療、介護に関するガイドラインをサイト上で見ることもできる。<br>https://www.jpn-geriat-soc.or.jp/index.html |
| 一般社団法人<br>日本老年看護学会 | 高齢者の看護を専門にする看護師の集まる学会。認知症の人の看護には専門の知識や看護技術、コミュニケーション技術が必要となるため、現在「急性期病院において認知症高齢者を擁護する」という立場表明がされている。<br>http://www.rounenkango.com/ |

## 医療機関

| | |
|---|---|
| 国立研究開発法人<br>国立長寿医療研究<br>センター<br>認知症情報サイト | 国立長寿医療研究センターが一般の人向けに認知症について解説しているサイト。認知症の人と上手につき合うために食事、排泄、入浴、服薬をどのように行えばいいかQ＆A方式で紹介されている。<br>https://www.ncgg.go.jp/ncgg-users/disease/ninchisho.html |

## 製薬会社

| | |
|---|---|
| いっしょが<br>いいね.com | 第一三共製薬が提供する認知症の情報サイト。認知症の知識から、治療、生活の工夫と対応までを網羅。いまの自分の状態を知ることができる「いまの状態みるしるシート」や「早期発見のポイント」などチェックテストも。<br>https://www.isshogaiine.com/ |
| e-65.net | エーザイ製薬による認知症の情報サイト。認知症に関する相談・介護の悩みを抱える人に向けた「相談e-65.net」、医療機関や地域包括支援センターを検索できる「認知症地域支援マップ」とも連携している。<br>http://www.e-65.net/ |
| 認知症フォーラム.com | ツムラが協賛する認知症の情報サイト。認知症の症状、対処法を介護、医療の2つの視点で紹介している。実際の認知症の人の生活を取材した動画を見られるため、どのように家族や介護者が関わっているかを知ることができる。<br>https://www.ninchisho-forum.com/ |
| 笑顔とこころでつながる認知症医療 | 小野薬品が提供する認知症医療・介護の情報を総合的に紹介するサイト。全国各地の認知症の治療や介護に携わる人たちの声を発信。認知症の人が作った作品をサイト上で紹介する作品展も開催している。<br>https://www.egaotokokoro.jp/ |

## そのほか

| | |
|---|---|
| 公益社団法人<br>社会福祉振興・<br>試験センター | 認知症の介護に携わる社会福祉士、介護福祉士、精神保健福祉士の国家試験情報を掲載しているサイト。過去3年分の国家試験問題が公開されているほか、出題基準や合格基準も公開されている。<br>http://www.sssc.or.jp/kaigo/index.html |
| 社会福祉法人<br>全国社会福祉<br>協議会 | 全国の福祉サービス利用者や社会福祉関係者への支援、福祉に関する啓蒙活動の情報の提供。高齢者福祉や介護制度への対応について、どのような取り組みがされているかを知ることができる。<br>https://www.shakyo.or.jp/ |

| | |
|---|---|
| 一般財団法人<br>高齢者住宅財団 | 高齢者の住生活向上や移住の安定、福祉の増進に寄与することを目的として設立された財団。高齢者向け住宅の管理運営、60歳以上の方のためのリフォーム融資の債務保証、マンション建替え融資の債務保証を行っている。<br>http://www.koujuuzai.or.jp/ |
| 独立行政法人<br>福祉医療機構<br>WAMNET<br>(ワムネット) | 福祉、保険、医療に関する制度や施策、その取り組み状況などの情報を提供するサイト。認知症の人への助成事業や福祉保険医療の情報を得ることができる。全国で行われる福祉、保険、医療イベント情報を掲載。<br>https://www.wam.go.jp/content/wamnet/pcpub/kaigo/service/ |
| 公益社団法人<br>日本認知症<br>グループホーム<br>協会 | グループホームに関する研修、全国大会、学会、講演会の実施や支援を行っている。全国のグループホームとの情報交換、情報収集やグループホームで暮らす認知症の家族を持つ人への情報提供を行っている。<br>https://www.ghkyo.or.jp/ |
| 一般社団法人<br>日本ユニットケア<br>推進センター | ユニットケアの理解を深めるために暮らし方や他者とのかかわり方、地域での活動などを紹介している。ユニットケアの研修事業、啓蒙活動などユニットケア運用のための支援情報を掲載。<br>https://www.unit-care.or.jp/ |
| 認知症<br>未来共創ハブ | 本人、家族、企業、行政が認知症の人の思いや経験を共有しながら認知症とともに生きるための社会の実現を目的に立ち上げたプラットフォーム。本人や家族が参加できるカンファレンスやワークショップも開催している。<br>https://designing-for-dementia.jp/ |
| 日本<br>ユマニチュード<br>学会 | フランスで生まれた認知症のケアメソッドを日本で研究し、認知症の人や家族に普及、浸透させることを目的に設立された。一般の人向けに行われている「初めて学ぶユマニチュード」などの開催情報が掲載されている。<br>https://jhuma.org/ |
| なかまぁる | 認知症の人が仲間と一緒に自分らしい暮らしを続けていくためのウェブメディア。認知症の人や家族のほかにも専門家に取材し生活の役に立つ情報を伝えている。全国の認知症カフェ検索もできる。<br>https://nakamaaru.asahi.com/ |
| 認知症とともに<br>朝日新聞 | 朝日新聞で認知症に関して特集、連載された記事を集めたサイト。認知症の人、その家族、彼らをとりまく社会背景などが取材され、現在の状況や介護にまつわる社会問題を知ることができる。<br>http://www.asahi.com/special/dementia_friendly/ |
| 地域包括<br>支援センター | 地域住民の保健、福祉、医療の向上や高齢者の虐待防止、介護予防マネジメントなどを行う機関。ケアマネジャー、介護福祉士、保健師、看護師など専門職がいるため相談に乗ってくれる。お住まいの市区町村に問い合わせを。 |
| 認知症カフェ | 認知症の人や家族、介護者など認知症にかかわる専門職の人が集まり気軽に交流できる場所(カフェ)。どこで開催しているかは地域包括支援センターや市区町村の認知症相談窓口で聞くことができる。 |

# Index

## 英数字



## あ行



## か行



## さ行

## た行



## な行



## は行



## ま行



## や行



## ら行

■ 問い合わせについて

本書の内容に関するご質問は、下記の宛先までFAXまたは書面にてお送りください。
なお電話によるご質問、および本書に記載されている内容以外の事柄に関するご質問にはお答えできかねます。あらかじめご了承ください。

〒162-0846
東京都新宿区市谷左内町21-13
株式会社技術評論社　書籍編集部
「60分でわかる!　認知症対策」質問係
FAX:03-3513-6167

※ご質問の際に記載いただいた個人情報は、ご質問の返答以外の目的には使用いたしません。
また、ご質問の返答後は速やかに破棄させていただきます。


# 60分でわかる! 認知症対策


2020年8月19日　初版　第1刷発行

著者……………………ファンメディケーション株式会社
監修……………………ふくろうクリニック等々力 理事長・院長　山口 潔
ふくろうクリニック等々力 臨床心理士・公認心理師　内山 愛子
えなぽん社会福祉士事務所 社会福祉士　河合 唱

発行者…………………片岡　巌
発行所…………………株式会社 技術評論社
東京都新宿区市谷左内町 21-13
電話……………………03-3513-6150　販売促進部
03-3513-6160　書籍編集部
編集……………………ファンメディケーション株式会社
担当……………………和田　規
装丁……………………菊池　祐（株式会社ライラック）
本文デザイン…………山本真琴（design.m）
DTP・本文イラスト…株式会社リンクアップ
製本／印刷……………大日本印刷株式会社





ISBN978-4-297-11525-8 C2036
Printed in Japan